Collana Springer - Il Medico in Rete

Direttore Scientifico: Michele M. Ciulla
Capo Redattore: Roberta Paliotti
Direttore Responsabile: Anna Gallicchio

Fanno parte della collana:

Lo Specialista e Internet

Il Cardiologo e Internet
M.M. Ciulla (*a cura di*)
ISBN 88-470-0015-7

L'Anestesista Rianimatore e Internet
V. Lanza, G. Citerio,
L. Beretta, M.M. Ciulla (*a cura di*)
ISBN 88-470-0023-8

Il Ginecologo e Internet
R. Gallicchio, M.M. Ciulla (*a cura di*)
ISBN 88-470-0026-2

Il Gastroenterologo e Internet
D. Conte, G. Maconi,
M. Fraquelli, M.M. Ciulla (*a cura di*)
ISBN 88-470-0070-X

L'Urologo e Internet
R. Castellani, M.M. Ciulla (*a cura di*)
ISBN 88-470-0089-0

L'Igienista e Internet
G. Privitera, F.E. Vegni, M.M. Ciulla
(*a cura di*)
ISBN 88-470-0082-3

Il Neurologo e Internet
G. Comi e coll. (*a cura di*)
(*in prep.*)

Aggiorn@rsi in Rete

Ipertensione Arteriosa
S. Omboni, M.M. Ciulla (*a cura di*)
ISBN 88-470-0064-5

Menopausa
R. Gallicchio, M. Gambacciani,
M.M. Ciulla (*a cura di*)
ISBN 88-470-0091-2

**Inflammatory Bowel
Diseases (IBD)**
M. Fraquelli, G. Maconi,
A. Colucci, D. Conte (*a cura di*)
ISBN 88-470-0124-2

Diagnostica per Immagini
D. Caramella e coll. (*a cura di*)
(*in prep.*)

*Pubblicazione periodica
Registrazione Tribunale di Milano
N. 534 del 12 agosto 1999*

Springer
Milano
Berlin
Heidelberg
New York
Barcelona
Hong Kong
London
Paris
Singapore
Tokyo

M. Fraquelli, G. Maconi, A. Colucci, D. Conte

Aggiorn@rsi in Rete:
Inflammatory Bowel Diseases (IBD)

IBD: Attualità in Rete
Trattamento delle IBD: Risorse di Rete
La Medicina Basata sulle Evidenze
Imaging nelle IBD

Presentazione
Prof. Gabriele Bianchi Porro

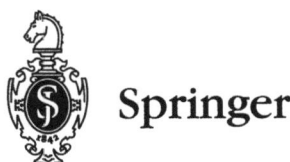 Springer

Dott.ssa Mirella Fraquelli
Divisione di Gastroenterologia IRCCS
Ospedale Maggiore - Policlinico
Università degli Studi di Milano

Dott.ssa Alice Colucci
Divisione di Gastroenterologia - IRCCS
Ospedale Maggiore - Policlinico
Università degli Studi di Milano

Dott. Giovanni Maconi
Divisione di Gastroenterologia
Polo Universitario - "L. Sacco" Milano

Prof. Dario Conte
Cattedra di Gastroenterologia IRCCS
Ospedale Maggiore - Policlinico
Università degli Studi di Milano

Presentazione
Prof. Gabriele Bianchi Porro
Cattedra di Gastroenterologia
Polo Universitario - "L. Sacco" Milano

© Springer-Verlag Italia, Milano 2000
Una società del gruppo BertelsmannSpringer Science+Business Media GmbH

ISBN 88-470-0124-2

Quest'opera è protetta da diritto d'autore. Tutti i diritti, in particolare quelli relativi alla traduzione, alla ristampa, all'uso di figure e tabelle, alla citazione orale, alla trasmissione radiofonica o televisiva, alla riproduzione su microfilm, alla diversa riproduzione in qualsiasi altro modo e alla memorizzazione su impianti di elaborazione dati, rimangono riservati anche nel caso di utilizzo parziale. Una riproduzione di quest'opera, oppure di parte di questa, è anche nel caso specifico solo ammessa nei limiti stabiliti dalla legge sul diritto d'autore ed è soggetta all'autorizzazione dell'Editore Springer. La violazione delle norme comporta le sanzioni previste dalla legge.

La riproduzione di denominazioni generiche, di denominazioni registrate, marchi registrati, ecc., in quest'opera, anche in assenza di particolare indicazione, non consente di considerare tali denominazioni o marchi liberamente utilizzabili da chiunque ai sensi della legge sul marchio.

Responsabilità legale per i prodotti: l'Editore non può garantire l'esattezza delle indicazioni su dosaggi e sull'impiego dei prodotti menzionati nella presente opera. Il lettore dovrà di volta in volta verificarne l'esattezza consultando la bibliografia di pertinenza.

Progetto grafico copertina: Simona Colombo, Milano
Impaginazione: Graphostudio, Milano
Stampato in Italia: Grafiche Moretti, Segrate (Milano)

SPIN: 10778427

Presentazione

Il paziente con malattia infiammatoria intestinale (IBD), nell'ambito della gastroenterologia, è un paziente del tutto particolare: è in genere nel pieno dell'attività di studio o lavorativa, affetto da una malattia in parte misteriosa ed è ansioso di sapere tutto sulla sua malattia e di essere aggiornato sulle più recenti scoperte scientifiche, che, nel settore specifico, sono sempre in continua evoluzione.

Questa situazione viene gestita sul piano della comunicazione, spesso con difficoltà, sia dal medico di medicina generale che dallo specialista, non sempre in grado di soddisfare la richiesta di informazione e la necessità di comunicazione del paziente.

Internet è oggi una, e forse la principale, risposta alla sete di sapere in ogni campo dello scibile umano, non fosse altro per la vasta platea a cui si rivolge.

Questo volumetto, ritengo sia una risposta, per quanto parziale ma sufficientemente completa, a questo costante bisogno di informazione del medico e del paziente affetto da IBD.

La monografia non pretende di fornire un diretto e completo aggiornamento scientifico, ma indica, in poche pagine, le rotte per navigare nella Rete, alla ricerca di informazioni utili, e per soddisfare molti dei quesiti dei pazienti e dei medici che li hanno in cura.

Nei numerosi indirizzi che si trovano nel volume, il medico, ed i suoi pazienti, potranno trovare le attualità in campo diagnostico e terapeutico, compresi i siti dedicati alla ricerca farmacologica ed ai principali trial clinici sulle IBD, alle banche dati ricche di immagini nel settore istologico, endoscopico e radiologico, oltre ad indirizzi specificatamente dedicati ai pazienti ed ai loro familiari per soddisfare, con una terminologia accessibile, la loro esigenza di informazione.

È con grande piacere, quindi, che presento ai colleghi questo testo, utile ed intelligente, dedicato ai medici ed ai malati coinvolti nel mondo delle malattie infiammatorie croniche intestinali, che ritengo troverà sicuramente il successo già attribuito ai precedenti volumi della collana "Il Medico in Rete", non solo per l'attualità dell'argomento, ma per la capacità espositiva, la competenza e la serietà degli autori, con molti dei quali lo scrivente, da tempo, intrattiene quotidiani e soddisfacenti rapporti lavorativi.

Gabriele Bianchi Porro

Convenzioni adottate in questo manuale

Questo manuale utilizza sistemi di citazione bibliografica e notazione ispirati alla Rete e ai riferimenti ipertestuali.

Voce bibliografica
Indicata tra parentesi rimanda alla bibliografia a fine capitolo; a differenza del sistema tradizionale, le voci fanno riferimento indifferentemente ad articoli, libri o indirizzi Internet che il Lettore potrà sperimentare. Es. [1].

Rimando
Una freccia tra due parentesi seguita da un numero indica un rimando ad un'altra parte del manuale che tratta lo stesso argomento. Es. (⇨ p.32).

Comandi software
Una freccia seguita da un comando indica l'utilizzo del menù a tendina del software in oggetto. Es. (➥About Plug-in).

Notazioni a margine pagina
Le notazioni testuali consentono di scorrere rapidamente il testo, riassumendo in breve l'argomento trattato.

Immagini tratte dalla Rete
Le notazioni iconografiche sono immagini scaricate direttamente dalla Rete intese a rendere la lettura del manuale più vicina alla consultazione delle pagine Web. La derivazione diretta di tali immagini dalla Rete spiega la bassa risoluzione (72 pixel per pollice) con cui sono riprodotte.
Nomi e marchi citati nel testo sono generalmente depositati o registrati dalle rispettive case produttrici e sono utilizzati a scopo esclusivamente didattico.

Sommario

Capitolo 1 Inflammatory Bowel Diseases (IBD):
attualità in Rete . . . . pag. 1
- *Quadro clinico*
- *L'help di Rete per lo specialista*
- *Alterazioni macro- e microscopiche nelle malattie infiammatorie intestinali*
- *L'anatomia patologica in Rete*

Capitolo 2 Trattamento delle IBD: risorse di Rete . . . . pag. 15
- *Il Morbo di Crohn*
- *La colite ulcerosa*
- *Siti di interesse farmacologico generale*
- *Siti specifici relativi al trattamento delle due patologie*
- *Principali trial clinici in corso*

Capitolo 3 La medicina basata sulle evidenze . . . . pag. 28
- *La Cochrane Collaboration*

Capitolo 4 Imaging nelle malattie infiammatorie
croniche intestinali . . . . pag. 33
- *Metodiche di imaging nelle IBD*
- *Integrazione CP-metodiche di imaging*
- *Acquisizione, trasferimento ed elaborazione delle immagini*

Appendice Indice di n@vigazione . . . . pag. 45
- *Siti per gastroenterologi, specialisti in formazione e medici di base*
- *Siti per i pazienti e i loro familiari*
- *Associazioni e Istituzioni*
- *Riviste on-line*

CAPITOLO 1
Inflammatory Bowel Diseases (IBD): attualità in Rete

A. Colucci, D. Conte

1.1 Quadro clinico

1.1.1 Le manifestazioni cliniche delle malattie infiammatorie intestinali

Il gruppo delle malattie infiammatorie intestinali comprende due entità cliniche distinte, il morbo di Crohn e la colite ulcerosa, che presentano caratteristiche anatomo-patologiche differenti ma che condividono alcuni aspetti clinici.

1.1.2 La malattia di Crohn

La malattia di Crohn, anche denominata enterite regionale o granulomatosa, è una patologia infiammatoria cronica che colpisce prevalentemente l'ileo ed il colon ma può interessare qualsiasi porzione del tratto digerente **(Fig. 1, Tab. 1)** [1].

Tabella 1. Localizzazioni principali della malattia di Crohn

Sede	(%)
Esofago	raro
Stomaco	2-20
Duodeno	4-10
Piccolo intestino	80 (95 ileo)
Colon	22-55
Retto	35-50

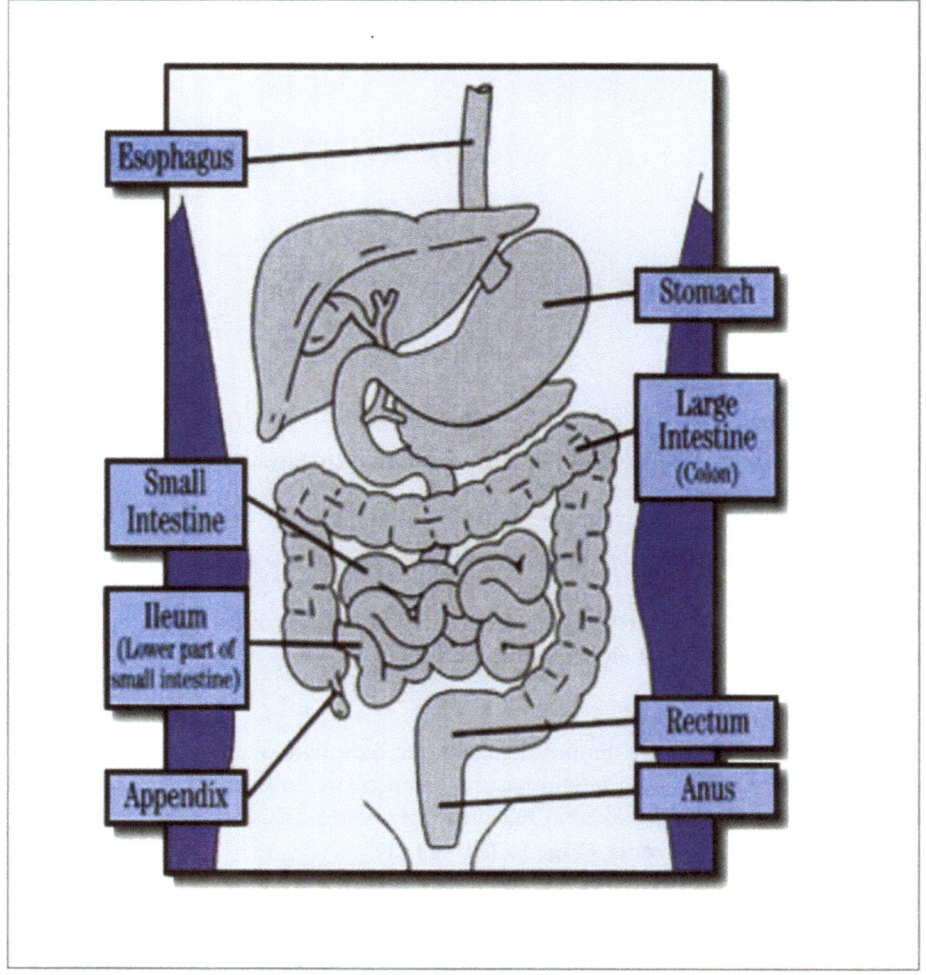

Fig. 1. Anatomia dell'apparato digerente

L'**incidenza** della malattia è aumentata negli ultimi anni e in Gran Bretagna la prevalenza è stimata a circa 1 caso su 1.500 individui, con la stessa frequenza tra i due sessi [2].

La **patogenesi** non è nota, ma sembra che siano implicati fattori genetici e ambientali. Gli studi epidemiologici suggeriscono l'ipotesi di un disordine poligenico senza un'eredità di tipo Mendeliano ma con una familiarità nel 20-25% dei casi [3]. In alcuni gruppi etnici, come gli ebrei Ashkenazi, l'incidenza è nettamente maggiore rispetto alla popolazione generale.

Le principali teorie patogenetiche

Tra i **fattori ambientali** considerati, per alcuni (ad esempio la dieta) non è stata dimostrata associazione con la malattia, mentre per altri, come il fumo di sigaretta, è stato documentato un ruolo patogenetico i cui meccanismi rimangono da chiarire. Recentemente è stata sottolineata la possibile implicazione di agenti infettivi esogeni, come il mycobacterium paratuberculosis o alcuni virus, senza risultati univoci. In alternativa si ipotizza che alla base del processo infiammatorio ci sia una risposta immuno-mediata dell'organismo nei confronti della flora batterica intestinale [4], legata soprattutto all'attivazione di una specifica sottopopolazione di linfociti T [5]. Indipendentemente dall'elemento scatenante, nella mucosa intestinale dei soggetti con morbo di Crohn i linfociti T "iperattivati" innescano una catena di eventi proinfiammatori, che si amplificano mediante il continuo rilascio di citochine e di mediatori solubili dell'infiammazione.

Il **quadro clinico**, che si rende evidente prevalentemente nel giovane ma può esordire a qualsiasi età, comprende manifestazioni intestinali (**Tab. 2**), extraintestinali e complicanze [6].

L'esordio con dolore addominale, di solito in fossa iliaca destra, è attenuato dall'evacuazione, associato a diarrea, febbre e calo ponderale si verifica nella maggior parte dei casi; tuttavia in alcuni soggetti la sintomatologia dominante è dovuta a fenomeni occlusivi o alla presenza di anemia.

Le manifestazioni extraintestinali [7], in parte comuni anche alla colite ulcerosa, sono elencate in **Tabella 3**.

Tabella 2. Manifestazioni intestinali della malattia di Crohn

Diarrea
Dolore addominale
Calo ponderale
Massa addominale
Sanguinamento gastroenterico
Stipsi
Ragadi perianali/ascessi

Tabella 3. Manifestazioni extraintestinali della malattia di Crohn

Calcolosi colecistica e renale
Artralgie/artriti, sacroileite, spondilite anchilosante
Episclerite, uveite anteriore
Stomatite aftosa
Manifestazioni cutanee: eritema nodoso, pioderma gangrenoso, vasculite
Alterazioni del sistema epatobiliare (es. steatosi, epatite)
Colangite sclerosante
Amiloidosi
Deficit nutrizionali
Tromboembolie

Le complicanze e i fattori prognostici

L'evoluzione naturale della malattia è verso un progressivo restringimento del lume intestinale nei tratti colpiti, con conseguente occlusione parziale o totale. Un altro problema frequente è la formazione di tragitti fistolosi che possono essere entero-enterici (ileo-ileali e ileo-colici), entero-vescicali, o entero-cutanei. La perforazione intestinale è un evento piuttosto raro [8]. La principale complicanza a lungo termine è il carcinoma colon-rettale che si verifica nello 0,4-0,8% dei pazienti [9]. I fattori di rischio per lo sviluppo di neoplasie sono l'esordio in giovane età, la presenza di stenosi e di fistole. Il carcinoma del piccolo intestino ha un rischio assoluto cento volte superiore rispetto alla popolazione generale, ma il rischio relativo è trascurabile. Il decorso della malattia è caratterizzato dall'alternanza di fasi di remissione a fasi di riacutizzazione e la frequenza di recidive è estremamente variabile da un soggetto all'altro [10]. L'insorgenza di neoplasie maligne e le complicanze settiche costituiscono i principali fattori prognostici. Nonostante i recenti progressi, occorre sottolineare che non esiste una strategia terapeutica risolutiva farmacologica o chirurgica, pertanto le associazioni e i gruppi di supporto per pazienti affetti dal morbo di Crohn costituiscono un valido aiuto. A questo proposito i pazienti possono utilizzare la Rete per consultare siti specifici, contattare associazioni e "dialogare" on-line (⇨ p. 7).

Per quanto concerne la gravidanza, gli studi recenti indicano che la gestazione e il parto non sono influenzati dalla malattia infiammatoria intestinale [10].

Le tecniche diagnostiche

La **diagnosi** viene suggerita dai dati anamnestici, clinici e talora dal riscontro di alterazione degli esami ematochimici (es. aumento degli indici infiammatori, anemia); la conferma si ottiene mediante tecniche di imaging non invasive e soprattutto con l'endoscopia, che permette l'esecuzione di prelievi bioptici **(Tab. 4)** [2].

Tabella 4. Tecniche diagnostiche nel morbo di Crohn

Convenzionali	Nuove
RX addome senza mdc	Ultrasonografia
Rx digerente con bario/clisma opaco	Tomografia assiale computerizzata
Ileoscopia e colonscopia con biopsia	Risonanza magnetica nucleare

Nel sito della **Società Italiana di Endoscopia Digestiva (SIED)** [11] si possono trovare le linee guida per l'utilizzo della colonscopia nella malattia infiammatoria intestinale; in particolare, vengono elencate le condizioni in cui la procedura è indicata e quelle in cui non lo è o è controindicata. Per ulteriori dettagli inerenti ai siti specifici disponibili in Rete si rimanda al capitolo 4 (⇨ p. 33).

1.1.3 La colite ulcerosa

Si tratta di una malattia infiammatoria cronica del colon e del retto caratterizzata da diarrea ematica [12]. Il processo infiammatorio inizia dal retto e si estende prossimalmente lungo il colon; nel 40-50% dei casi si limita al retto-sigma, nel 20% interessa tutto l'intestino crasso e nel 10% circa oltrepassa la valvola ileociecale interessando l'ileo terminale (in tal caso si parla di "back-wash ileitis") [13]. In relazione all'estensione della malattia si distinguono la proctite, la colite distale e la pancolite, a seconda che l'infiammazione sia limitata al retto, al colon discendente o sia estesa a tutto l'organo [3].

L'**incidenza** è di circa 5 casi su 10.000 persone, con uguale frequenza nei due sessi, e l'esordio ha un andamento bimodale, con un picco tra i 20 e i 40 anni e un secondo picco tra i 50 e i 70 anni [14]. Analogamente a quanto osservato per il morbo di Crohn, esiste una familiarità per malattie infiammatorie intestinali nel 20% dei casi e questa percentuale aumenta nella popolazione ebrea.

Cenni di epidemiologia

La **patogenesi** della colite ulcerosa non è nota. Tra le varie ipotesi sono state considerate quella infettiva, psicosomatica e autoimmune; in quest'ultimo caso la malattia sarebbe la conseguenza di un'attivazione da parte del sistema immunitario nei confronti di alcuni componenti della flora batterica intestinale (vedi malattia di Crohn). I fumatori sembrano avere un rischio minore di sviluppare la malattia.

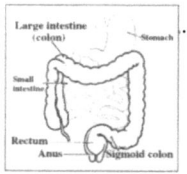

Criteri di severità della malattia

Malattie associate: la colangite sclerosante

Le complicanze acute e croniche

Il **quadro clinico** [15] varia in relazione all'estensione della patologia. I sintomi principali sono costituiti dalla diarrea, anche se nelle forme limitate al retto talora è presente stipsi, con sanguinamento gastroenterico e dolore addominale di intensità variabile. Nelle forme estese o nelle recidive di malattia coesistono sintomi sistemici come la febbre e l'anemia. Come nel morbo di Crohn, la storia naturale alterna periodi di remissione a fasi di recrudescenza, in maniera variabile da paziente a paziente.

La severità della malattia viene classificata secondo i criteri di Truelove e Witts [16] che distinguono forme lievi, moderate e severe in base alla sintomatologia intestinale e alla presenza di sintomi sistemici.

La colite ulcerosa si associa alle stesse manifestazioni extraintestinali del morbo di Crohn (ad eccezione della calcolosi renale) ma con frequenza diversa. Infatti i pazienti nel 3% dei casi (percentuale superiore rispetto al Crohn) hanno una colangite sclerosante, ovvero una malattia infiammatoria cronica delle vie biliari che conduce a progressiva fibrosi delle vie biliari intra- ed extraepatiche. La comparsa di ittero, prurito e astenia, insieme al riscontro di alterazione degli indici di funzionalità epatica, soprattutto della fosfatasi alcalina, deve far porre il sospetto clinico; l'esame più sensibile per la diagnosi è la colangiopancreatografia retrograda endoscopica (ERCP). In circa il 10% dei casi di malattia con durata superiore ai 10 anni si sviluppa un tumore delle vie biliari [17].

Le complicanze acute della colite ulcerosa sono il sanguinamento gastroenterico, la perforazione intestinale e il megacolon tossico [1]. Quest'ultima eventualità, che si verifica circa nel 5% delle forme severe e comporta una distensione del colon con perdita della normale austratura, è precipitata dall'assunzione di lassativi o da un'ipopotassiemia. Nella metà dei casi il megacolon si risolve con terapia medica; in alternativa si deve ricorrere alla terapia chirurgica.

La principale complicanza a lungo termine è l'adenocarcinoma del colon, soprattutto nei pazienti con pancolite e storia di malattia superiore ai dieci anni. Per tale motivo nelle forme di lunga durata è consigliato un follow-up endoscopico a intervalli di 1-3 anni in base alla presenza di displasia all'esame istologico.

Nelle proctiti o proctosigmoiditi il rischio non differisce da quello della popolazione generale.

Per la diagnosi si utilizzano essenzialmente le stesse tecniche viste per la malattia di Crohn.

1.2 L'help di Rete per lo specialista

La navigazione in Internet permette di consultare numerosi siti sia di medicina generale che di interesse prettamente gastroenterologico, in cui sono raccolte informazioni inerenti alle malattie infiammatorie intestinali. Uno dei vantaggi della Rete è costituito dalla disponibilità di dati accessibili a personale medico e paramedico ma anche ai pazienti e ai loro familiari.

1.2.1 Siti di gastroenterologia

Il sito dell'**American Gastroenterological Association** [18] è uno dei principali siti dedicati alla gastroenterologia; fornisce le linee guida di trattamento delle patologie di interesse specialistico e dà la possibilità di discutere on-line. In aggiunta offre come servizio le "yellow pages" dei gastroenterologi, con la distribuzione degli specialisti sul territorio.

American College of Gastroenterology [19] è un indirizzo utile per i pazienti che possono scaricare informazioni a carattere divulgativo sulle principali malattie dell'apparato digerente. Per il medico di base o lo specialista è disponibile il calendario degli incontri e dei corsi tenuti dall'associazione ed è possibile la discussione in Rete mediante forum.

La **British Society of Gastroenterology** [20] comprende le novità in ambito gastroenterologico e riporta le linee guida per l'approccio clinico. Offre un programma di training per lo specialista, con un calendario dei congressi di gastroenterologia. Per la malattia infiammatoria intestinale sono disponibili le linee guida di trattamento e di follow-up sia per lo specialista che per il medico di base.

Galaxy: Medicine [21] è un sito di medicina generale da cui si possono ricavare numerosi indirizzi Internet di medicina generale e specialistica, con indicazioni cliniche e terapeutiche, nonché un ampio numero di link e di gruppi di discussione.

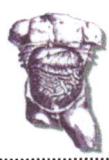

Digestive Disease Information Center [22] ha un'impostazione prettamente specialistica, con un'accurata descrizione delle patologie di più frequente riscontro clinico. Permette lo scambio di informazioni tramite discussioni on-line, l'accesso a pubblicazioni e agli atti dei congressi di organizzazioni come l'American College of Gastroenterology.

1.2.2 Siti per la malattia infiammatoria intestinale

Nel sito **National Digestive Diseases Information Clearinghouse-Crohn's Disease** [10] vengono trattati in maniera esaustiva gli aspetti relativi alla clinica, alla diagnosi e alla

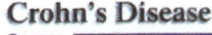

terapia della malattia di Crohn, con un cenno anche al decorso della patologia durante la gravidanza.

Crohn's disease (regional enteritis) [6] fornisce dati schematici sull'incidenza, i sintomi e l'iter diagnostico nel morbo di Crohn. Può essere utile ai pazienti in quanto segnala gruppi di supporto da contattare in Rete.

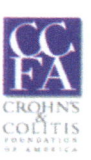

Il sito **Crohn's and Colitis Foundation of America. Questions and answers about Crohn's Disease** [3] è indirizzato soprattutto a chi, pur non lavorando in ambito medico, desideri conoscere gli aspetti essenziali della malattia. La Crohn's and Colitis Foundation of America sponsorizza studi sulla patogenesi del Crohn ed in particolare sul ruolo del sistema immunitario.

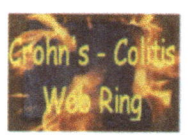

Inflammatory Bowel Disease Pages [23] offre numerosi servizi come la discussione in Rete tramite news group, mailing list e chat channels; segnala gli indirizzi delle associazioni per le IBD e dei gruppi di supporto. Chi desidera aggiornarsi in Internet trova la sezione dedicata alle ultime pubblicazioni e alle review.

Crohn's disease Web Page [24] è uno dei siti dedicati alle malattie infiammatorie intestinali più completi; contiene infatti indicazioni sugli aspetti prettamente clinici, comprese le complicanze e il decorso in particolari condizioni (es. gravidanza), e sull'approccio terapeutico, segnalando i dati più recenti di medicina convenzionale e alternativa. Tra gli altri servizi vanno menzionati i link e gli indirizzi e-mail per lo scambio di posta elettronica.

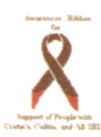

Awareness of Crohn's Disease, Colitis, and all IBDs [25] è un sito utile per il medico di base che trova indicazioni generali sulle malattie infiammatorie intestinali e sull'approccio clinico-terapeutico, nonché link ad altri siti inerenti alle IBD. Per i pazienti e i loro familiari vengono segnalate le principali associazioni e le chat-line per discussioni interattive.

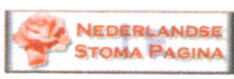

Crohn's, Colitis and I.B.D. [1] è un sito che indica ben 444 link tramite i quali l'Utente può accedere ad informazioni generali clinico-terapeutiche, esplorare numerosi siti relativi alle immagini di anatomia macro- e microscopica disponibili in Rete, individuare le organizzazioni e i gruppi di supporto.

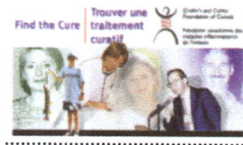

La **Crohn's and Colitis Foundation of Canada** [26] è un'associazione il cui obiettivo è incrementare la ricerca, in ambito terapeutico, per la malattia infiammatoria intestinale. L'organizzazione comprende diversi gruppi di ricerca, distribuiti nel territorio, e gruppi di volontari che svolgono prevalentemente un'attività educativa e di supporto ai pazienti e ai loro familiari.

Australian Crohns and Colitis Association [27] è dedicato soprattutto a persone affette dal morbo di Crohn o dalla colite ulcerosa o ai loro familiari, che desiderino conoscere i principali aspetti clinici e terapeutici della malattia; a tale scopo l'associazione propone dei programmi di formazione sull'argomento diretti ai pazienti, ai familiari ma anche al medico di base.

Welcome to the Australian Crohns & Colitis Association (Queensland) Inc. WWW Site [28]. Si tratta del sito dell'Associazione Australiana per il morbo di Crohn e la colite ulcerosa, ovvero un'organizzazione di volontari, senza fini di lucro, creata per i pazienti, i loro familiari e amici ma con una sezione dedicata anche al medico di base e allo specialista.

Il sito **www.crohns.org.uk** [29] è stato pensato soprattutto per fornire, sia ai pazienti che agli operatori sanitari, delle indicazioni nell'approccio alla malattia di Crohn in termini strettamente terapeutici, o più in generale, di qualità di vita. Una piccola sezione, a carattere divulgativo, è dedicata alla colite ulcerosa.

My life with Crohn's Disease [30] è un sito interamente dedicato alla malattia di Crohn di cui vengono descritte le teorie patogenetiche attuali, i sintomi, le procedure diagnostiche e la terapia, con riferimento anche alla dieta; è utile soprattutto per i pazienti.

Welcome to the Crohn's Disease Site [31] è un sito creato da una paziente affetta dal morbo di Crohn con l'intenzione di fornire, a chiunque sia interessato, delle informazioni inerenti l'argomento. Nella parte generale sono riportati dati clinici, epidemiologici e prognostici con un taglio statistico e i link interessanti. Per chi non lavora in ambito medico viene fornito un glossario con i principali termini utilizzati. Nella parte per i pazienti si trovano le organizzazioni, le chat-line e i gruppi di supporto.

Ulcerative Colitis [16] è uno dei pochi siti interamente dedicati alla rettocolite ulcerosa; descrive, a livello divulgativo, le ipotesi eziologiche della malattia, i sintomi, le tecniche diagnostiche e la terapia medica, segnalandone gli effetti collaterali più frequenti, e quella chirurgica con le indicazioni annesse.

Crohn's Disease Statistics from Pedbase [32] è uno dei siti più completi per chi vuole informarsi o aggiornarsi sul morbo di Crohn; comprende una trattazione schematica ma molto dettagliata e corredata di dati statistici in merito all'epidemiologia, l'eziologia, la clinica e l'iter diagnostico-terapeutico.

1.3 Alterazioni macro- e microscopiche nelle malattie infiammatorie intestinali

1.3.1 La malattia di Crohn

Tipicamente l'infiammazione intestinale interessa la parete a tutto spessore ma si distribuisce nel tratto digerente con lesioni "a salto" [32] per l'alternanza di tratti sani con tratti patologici. I quadri macro- e microscopici precoci e tardivi sono riassunti in **Tabella 5**; nella **Figura 2** sono visibili i tipici granulomi.

Tabella 5. Anatomia patologica nel morbo di Crohn

Alterazioni macroscopiche	Alterazioni microscopiche
Ispessimento della parete intestinale	Lesioni aftoidi della mucosa
Restringimento del lume intestinale	Infiammazione transmurale
Ulcere lineari	Fissurazioni
Fissurazioni	Ascessi criptici e deplezione di cellule mucipare
Fistole	Granulomi (assenti nel 60-70% dei casi)
Ispessimenti nodulari con aspetto ad "acciottolato"	Fibrosi

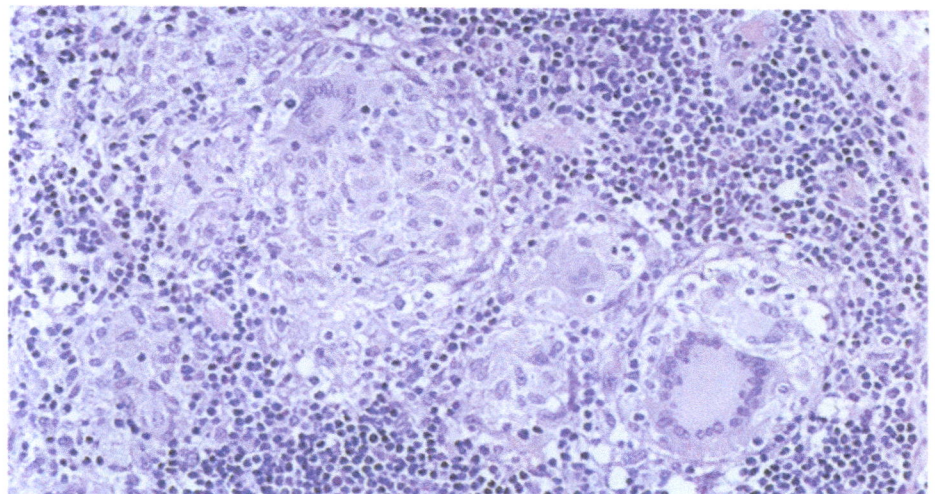

Fig. 2. Granulomi nel morbo di Crohn

1.3.2 La colite ulcerosa

Il processo infiammatorio si diffonde senza soluzioni di continuità lungo i tratti colpiti e, a differenza di quanto si osserva nel morbo di Crohn, è limitato alla mucosa e alla sottomucosa [33]. La malattia comprende uno spettro di quadri anatomo-patologici in relazione alle varie fasi del decorso, come schematizzato in **Tabella 6**.

La **Figura 3** illustra gli ascessi criptici dovuti alla raccolta di cellule infiammatorie nelle cripte intestinali.

Tabella 6. Anatomia patologica della colite ulcerosa

Alterazioni macroscopiche	Alterazioni microscopiche
Mucosa edematosa, eritematosa, fragile al toccamento e sanguinante	Infiltrazione di cellule infiammatorie nella mucosa (soprattutto neutrofili)
Ulcerazioni	Ulcerazioni mucose
Pseudopolipi	Riduzione delle cellule caliciformi mucipare
Fibrosi del colon e perdita dell'austratura	Ascessi criptici e distruzione delle cripte

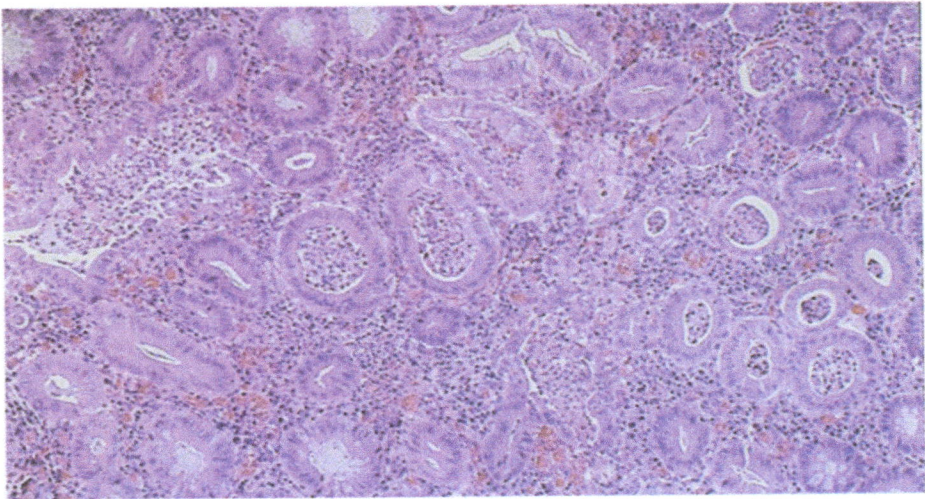

Fig. 3. Ascessi criptici nella colite ulcerosa

1.4 L'anatomia patologica in Rete

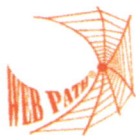

The Internet Pathology Laboratory for Medical Education
[34] è un atlante che contiene 1.900 immagini macro- e microscopiche relative all'anatomia normale e a quella patologica. Costituisce un mezzo valido e divertente di autoapprendimento mediante domande di autovalutazione a quiz o a risposta aperta.

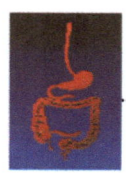

Atlas De Endoscopia Digestiva [35] è un atlante di immagini di anatomia normale e patologica, macroscopica e microscopica di tutti i tratti dell'apparato digerente. Contiene immagini di ottima definizione e domande di autovalutazione in forma di quiz o con risposta aperta.

Inflammatory Bowel Diseases [36] consente di scaricare immagini di preparati istologici, di ottima definizione, caratteristici delle malattie infiammatorie intestinali in fase acuta e negli stadi avanzati, corredati di didascalia. Il sito propone inoltre numerose fotografie endoscopiche.

Department of Pathology at the University of Washington [37] è il sito del Dipartimento di Patologia dell'Università di Washington; illustra le attività cliniche, di ricerca e di formazione in ambito professionale che si svolgono a livello universitario. Raccoglie immagini di anatomia patologica organizzate per organi e apparati.

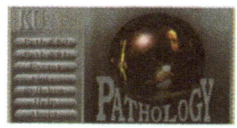

Dr. Greenson's Gastrointestinal and Liver Pathology Home Page Extravaganza [38] contiene numerose fotografie inerenti l'istologia dell'apparato digerente, soprattutto di interesse epatologico. Nell'ambito della gastroenterologia generale illustra i casi del mese con le immagini istologiche allegate.

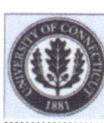

Welcome to UConn's Pathology Web Server & Searchable Database [33] è il sito dell'Università del Connecticut e fornisce una descrizione clinico-epidemiologica nonché anatomopatologica delle varie malattie. Nel caso della malattia infiammatoria intestinale le illustrazioni comprendono i quadri acuti, cronici e le complicanze.

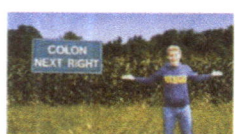

University of Kansas [39] è un sito ideato per i giovani medici in formazione, che possono seguire un training in Rete attraverso immagini di patologia generale e specialistica e prove di autovalutazione a quiz.

Bibliografia

1. **Crohn's, Colitis and I.B.D.**
   http://www.nooduitgang.com/stoma/vereg.html
2. Rampton DS (1999) **Management of Crohn's disease**. BMJ 319:1480-1485
   http://www.bmj.com/cgi/reprint/319/7223/1480.pdf
3. **Crohn's and Colitis Foundation of America. Questions and answers about Crohn's Disease**
   http://www.ccfa.org/Physician/crohnsb.html
4. Schultz M, Sartor RB (2000) **Probiotics and inflammatory bowel diseases**. Am J Gastroenterol 95[1 Suppl]:S19-S21
5. Mac Donald TT, Monteleone G, Pender SL (2000) **Recent developements in the immunology of inflammatory bowel disease**. Scand J Immunol 51(1):2-9
6. **Crohn's disease (regional enteritis)**
   http://health.yahoo.com/health/Diseases_and_Conditions/Disease_Feed_Data/Crohn_s_disease__regional_enteritis_/
7. **Inflammatory Bowel Diseases**
   http://www.nooduitgang.com/stoma/vereg.html
8. Jewell DP, Parkes M, Mortensen N (1999) **Crohn's disease**. In: Bianchi Porro G, Cremer JR, Kreis G, Ramadori G, Madsen JR (eds) Gastroenterology and hepatology. Mc Graw-Hill. Berkshire, pp 395-416
9. Pohl C, Hombach A, Kruis W (2000) **Chronic inflammatory bowel disease and cancer**. Review. Hepatogastroenterology 47(31):57-70
10. **National Digestive Diseases Information Clearinghouse-Crohn's Disease**
    http://www.niddk.nih.gov/health/digest/pubs/crohns/crohns.htm
    http://www.bmj.com/cgi/reprint/319/7223/1480.pdf
11. **Società Italiana di Endoscopia Digestiva (SIED)**
    http://www.sied.it/
12. **Ulcerative colitis**
    http://health.yahoo.com/health/Diseases_and_Conditions/Disease_Feed_Data/Ulcerative_colitis/
13. Scholmeric J, Herfarth C (1999) **Ulcerative colitis.** In: Bianchi Porro G, Madsen JR (eds) Gastroenterology and hepatology. Mc Graw-Hill, Berkshire, pp 381-393
14. Sleisenger and Fordtran's (1998) **Gastrointestinal and Liver Disease**, vol 2 pp 1708-1734
15. **Ulcerative Colitis**
    http://www.gastro.com/uc.htm
16. Truelove SC, Witts LJ (1995) **Cortisone in ulcerative colitis: final report on a therapeutical trial**. BMJ 2:1041
17. **Crohn's Related Diseases**
    http://www.angelfire.com:80/ga/crohns/related.html#psc
18. **American Gastroenterological Association**
    http://www.gastro.org/
19. **American College of Gastroenterology**
    http://www.acg.gi.org/

20. **British Society of Gastroenterology**
    http://www.bsg.org.uk/
21. **Galaxy: Medicine**
    galaxy.einet.net/galaxy/Medicine.html
22. **Digestive Disease Information Center**
    http://pharminfo.com/disease/gastro.html
23. **Inflammatory Bowel Disease Pages**
    http://qurlyjoe.bu.edu/cduchome.html
24. **Crohn's disease Web Page**
    http://members.aol.com/bospol/homepage/crohns.htm
25. **Awareness of Crohn's Disease, Colitis, and all IBDs**
    http://www.geocities.com/Hollywood/8007/crnibd.htm
26. **Crohn's and Colitis Foundation of Canada**
    http://www.ccfc.ca/
27. **Australian Crohns and Colitis Association**
    http://www.acca.net.au/
28. **Welcome to the Australian Crohns & Colitis Association (Queensland) Inc. WWW Site**
    http://www.accaq.org.au/
29. **www.crohns.org.uk**
    http://www.crohns.org.uk/main.html
30. **My life with Crohn's Disease**
    http://www.geocities.com:80/Athens/Parthenon/8458/crohns.htlm
31. **Welcome to the Crohn's Disease Site**
    http://www.angelfire.com:80/ga/crohns/index.html
32. **Crohn's Disease Statistics from Pedbase**
    http://www.icondata.com/health/pedbase/files/CROHN'SD.HTM
33. **Welcome to UConn's Pathology Web Server & Searchable Database**
    http://pathweb.uchc.edu/
34. **The Internet Pathology Laboratory for Medical Education**
    http://www-medlib.med.utah.edu/WebPath/webpath.html#MENU
35. **Atlas De Endoscopia Digestiva**
    http://www.luz.ve/ICA/Atlas_med/index.html
36. **Inflammatory Bowel Diseases**
    http://www.ohsu.edu/cliniweb/C6/C6.405.469.440.html
37. **Department of Pathology at the University of Washington**
    http://www.pathology.washington.edu/galleries/gallery1/
38. **Dr. Greenson's Gastrointestinal and Liver Pathology Home Page Extravaganza**
    http://zapruder.path.med.umich.edu/users/greenson/
39. **University of Kansas University of Kanakas - KU Medical Center**
    http://www.kumc.edu/instruction/medicine/pathology/ed/home_page.html

CAPITOLO 2
Trattamento delle IBD: risorse di Rete

M. Fraquelli, D. Conte

2.1 Il Morbo di Crohn

Il morbo di Crohn (⇨p. 1) è una patologia idiopatica, immunologicamente mediata, in cui la fase di remissione, ottenuta mediante trattamento medico o chirurgico, è seguita da fasi di riacutizzazione. Lo scopo della terapia è dunque quello di ottenere e mantenere la remissione. Come evidenziato in una recentissima review apparsa sul New England Journal of Medicine [1], molti farmaci sono efficaci nel trattamento a breve termine, ma non sono in grado di mantenere la remissione, mentre, farmaci usati nel mantenimento della remissione non sono efficaci nelle fasi attive della malattia.

a) Trattamento medico - Come riportato in una review pubblicata sull'Italian Journal of Gastroenterology and Hepatology [2], attualmente sono disponibili molti farmaci per *il trattamento del morbo di Crohn attivo*. Tra questi si possono identificare **i)** farmaci cosiddetti "vecchi" che includono i salicilati ad uso topico o assunti per via orale, e i corticosteroidi **ii)** farmaci "vecchi che sono stati però rinnovati", che includono farmaci immunosoppressori come l'azatioprina, la ciclosporina, la 6-mercaptopurina e il metotrexate e, **iii)** farmaci "nuovi" che includono i nuovi steroidi (ad esempio la bude-

Il trattamento medico "tradizionale" e i "nuovi" farmaci per il morbo di Crohn

sonide), le anticitochine/citochine, altri nuovi composti biologici e i probiotici. Nella **Tabella 7** sono indicati i principali farmaci utilizzati per il trattamento del morbo di Crohn attivo.

I derivati dell'acido 5-aminosalicilico

Salicilati. Sono costituiti dai derivati dell'acido 5-aminosalicilico (5-ASA) e sono impiegati nel trattamento della *fase acuta* della malattia o, a dosi inferiori, per mantenere la remissione, nei pazienti con malattia di Crohn di grado lieve-moderato, indipendentemente dal tipo di localizzazione.

I corticosteroidi

Corticosteroidi. Sono utilizzati nelle *fasi acute* della malattia nei pazienti con malattia di grado severo. Vengono utilizzati per cicli brevi a forti dosi decrescenti. Solitamente vengono utilizzati metilprednisolone o idrocortisone (per somministrazione orale o endovena); attualmente è in studio un nuovo cortisonico di sintesi, la budesonide: rispetto ai cortisonici tradizionali è dotata di una marcata attività antinfiammatoria ma minori effetti collaterali e sembra essere molto promettente.

I farmaci immunosoppressori

Immunosoppressori. Sono rappresentati dalla azatioprina, dalla 6-mercaptopurina, dalla ciclosporina e dal metotrexate. Essendo dotati di molti effetti collaterali, vengono utilizzati solo nei casi refrattari a tutte le altre terapie e quando si deve ad ogni costo evitare una riaccensione della malattia. I risultati migliori sono stati ottenuti nel trattamento delle fistole e nei casi di steroido-dipendenza. Sono quindi utili soprattutto ***nel mantenimento della remissione***, ma hanno effetti immediati limitati a causa della loro lentezza d'azione.

I nuovi composti biologici

Nuovi composti biologici. L'eziologia delle malattie infiammatorie intestinali è sconosciuta, ma molte osservazioni suggeriscono l'importanza di fenomeni immunitari nella gene-

Tabella 7. Farmaci attualmente disponibili per il trattamento del morbo di Crohn

"Vecchi" farmaci	"Vecchi farmaci con una veste nuova"	"Nuovi" farmaci
Salicilati	Azatioprina (budesonide)	Nuovi steroidi
Corticosteroidi	6-Mercaptopurina Ciclosporina A	Anti-citochine Citochine
	Metotrexate	Nuovi composti biologici
	Nutrizione enterale	Probiotici

si del morbo di Crohn e della colite ulcerosa (⇨p. 3). Un'attivazione delle cellule immunitarie intestinali è stata dimostrata in entrambe le patologie ed è seguita da un'alterazione quantitativa nella secrezione delle citochine proinfiammatorie (interleuchina 6, IL-6, interleuchina 8, IL-8, e Tumor Necrosis Factor-α, TNFα). Recenti evidenze [3] indicano che l'inibizione della sintesi o la neutralizzazione degli effetti biologici di alcune di queste citochine possano rappresentare una strategia terapeutica promettente. In particolare, l'infliximab, un anticorpo chimerico monoclonale contro il TNFα, somministrato in un'unica infusione, riduce i sintomi in circa due terzi dei pazienti e induce la remissione in un terzo di questi entro quattro settimane di trattamento, ma molti pazienti sviluppano una recidiva nei tre mesi successivi.

Terapia nutrizionale. La terapia nutrizionale può avere un ruolo importante nelle malattie infiammatorie intestinali, e soprattutto nella malattia di Crohn, sia riducendo la malnutrizione calorico-proteica presente in un'ampia proporzione di pazienti, sia attraverso un effetto terapeutico diretto sul processo infiammatorio stesso. Riguardo a quest'ultimo punto, l'efficacia della terapia enterale nelle fasi attive della malattia è stata dimostrata nei pazienti con morbo di Crohn, soprattutto in età pediatrica.

Il ruolo terapeutico della nutrizione

Antibiotici. Anche gli antibiotici rivestono un importante ruolo nel trattamento del morbo di Crohn; recenti evidenze, infatti, indicano che essi sono in grado di ridurre la sintomatologia clinica e indurre, in alcuni casi, la remissione delle fasi attive. Non si conosce con certezza il motivo esatto dell'efficacia degli antibiotici, ma si pensa che essi possano agire sia sulle cause primarie (ipotesi di una genesi infettiva della malattia) che secondarie (sovraccrescita batterica causata dalla presenza di aderenze, stritture o sequele chirurgiche) della malattia. Tra i farmaci più impiegati in tal senso il più efficace sembra essere il metronidazolo, utile soprattutto nei pazienti con malattia del colon o ileocolon e nei pazienti con interessamento perianale; nella malattia di Crohn complicata possono essere usati in aggiunta anche antibiotici a largo spettro come l'ampicillina, la vancomicina e le tetracicline.

Il ruolo degli antibiotici

b) Trattamento chirurgico - Nella malattia di Crohn il trattamento chirurgico viene per lo più riservato solo ai pazienti che presentano *complicanze*, non risolvibili con la terapia medica, come la perforazione intestinale, la formazione di grossi ascessi non guaribili con la terapia medica, stritture che causano ostruzione intestinale e la formazione di fistole.

Il trattamento chirurgico

2.2 La colite ulcerosa

Il trattamento della colite ulcerosa dipende dalla severità e dalla estensione della malattia [4]. La maggior parte dei pazienti si avvale della terapia medica ma, in alcuni casi, soprattutto quelli complicati o resistenti alla terapia medica, è necessario ricorrere alla chirurgia.

a) Trattamento medico - La maggior parte dei pazienti con *malattia attiva, lieve o moderata*, risponde al trattamento con formulazioni a base di 5-ASA ad uso topico o sistemico. I pazienti con *malattia severa*, che non rispondono a questa terapia, vengono trattati con corticosteroidi (prednisone, metilprednisolone o idrocortisone), anch'essi per via topica (mediante clismi) o sistemica a seconda della localizzazione ed estensione della malattia [4]. Come per il morbo di Crohn, anche per la colite ulcerosa sono attualmente in fase di sperimentazione nuovi farmaci, che sembrano essere molto promettenti. Tra questi, ad esempio, le nuove formulazioni di 5-ASA, che sfruttano meccanismi di somministrazione o di rilascio diversi da quelli tradizionali, la budesonide (cortisonico di sintesi dotato, rispetto ai cortisonici tradizionali, di una marcata attività antinfiammatoria ma minori effetti collaterali) e l'acido eicosapentanoico (fish oil), che riduce la quantità di mediatori dell'infiammazione prodotti nella fase acuta. Promettente sembra essere anche l'uso dell'acido nicotinico per via rettale o transdermica e l'uso delle cosiddette "terapie biologiche" con le quali si cerca di intervenire più o meno selettivamente sui fattori implicati nella "cascata infiammatoria" quali le citochine (anticorpi monoclonali, anti-TNFα o interleuchina 10).

b) Trattamento chirurgico - Il 25-40 % dei pazienti con colite ulcerosa va incontro a resezione chirurgica del colon in quanto *non responsivio alla terapia medica* o in seguito alle *complicanze* della malattia (emorragia massiva, megacolon tossico, aumentato rischio di cancro colorettale) [4].

2.3 Siti di interesse farmacologico generale

I farmaci in Rete

In primo luogo è utile sottolineare che tra le varie opportunità offerte dalla Rete vi sono siti di interesse generale in campo farmacologico, che forniscono informazioni sulla prescrizione dei farmaci, i loro dosaggi, i loro effetti collaterali e le loro possibili interazioni. Tra questi, a scopo esemplificativo, segnaliamo i più rilevanti:

Drug Reference Center A-to-Z Drug Database [5] della Delmar Publishers, contiene un indice dei farmaci prescrivibili e, per ognuno, una monografia completa che include i dosaggi, le classificazioni, il loro utilizzo e gli effetti collaterali.

I farmaci prescrivibili

South African Electronic Package Inserts [6] offre le indicazioni, i dosaggi, gli effetti collaterali e i possibili sovradosaggi di molti principi farmacologici.

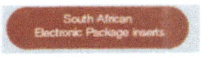

Antimicrobial Use Guidelines [7] dell'Università del Wisconsin. I visitatori possono scegliere l'antibiotico o la patologia di interesse dal menù offerto da questo sito ed automaticamente viene fornito loro un trattamento antibiotico empirico con l'indicazione dei dosaggi e dei costi della terapia.

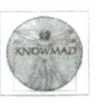

Gli antibiotici

Clinical Pharmacology Guide to Common Drugs [8] fornisce la struttura chimica, la descrizione dei meccanismi d'azione e della farmacocinetica, le indicazioni e le controindicazioni, gli effetti collaterali e le interazioni con altri farmaci, nonché i costi di ogni farmaco prescelto. Il sito è gratuito ma occorre registrarsi on-line. Nella **Figura 4**, a scopo esemplificativo, è indicato quanto trovato per la budesonide.

Tutto sui farmaci

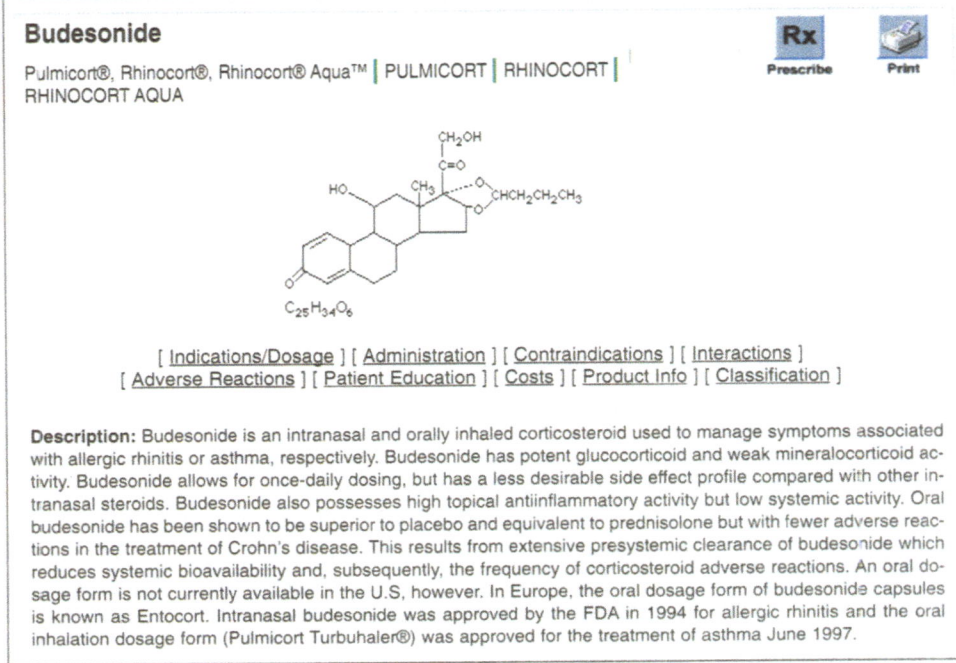

Fig. 4. Risultato della ricerca effettuata nel sito Clinical Pharmacology Guide to Common Drugs, inserendo la parola chiave budesonide

PDR Online Drug Database [9]. Questo database, costantemente aggiornato, contiene informazioni su molteplici agenti farmacologici per i quali vengono fornite le indicazioni circa l'utilizzo terapeutico, le controindicazioni e gli effetti collaterali. Il sito è gratuito solo per i medici di nazionalità statunitense.

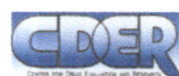
In **Drug Interaction Database** [10] i visitatori possono scegliere uno o due agenti farmacologici per i quali vengono fornite tutte le reazioni avverse conosciute e le possibili interazioni.

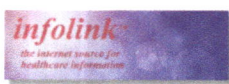
RxMed Pharmaceuticals Index [11] è costituito da un indice alfabetico ipertestuale dei principali farmaci, con le indicazioni delle loro modalità d'azione, i dosaggi, gli effetti avversi e le controindicazioni.

2.4 Siti specifici relativi al trattamento delle due patologie

Terapia delle malattie infiammatorie intestinali in Rete

Per quanto riguarda le possibilità offerte da Internet sul trattamento della malattia di Crohn e della colite ulcerosa, troviamo diversi siti esclusivamente o eminentemente dedicati a questo argomento.

Current Medical Therapy for IBD [12] fornisce i sommari delle ricerche, pubblicate sui più importanti giornali scientifici di interesse gastroenterologico, relativi alla terapia dei pazienti affetti da morbo di Crohn o colite ulcerosa.

Inflammatory Bowel Disease Interest Group [13] della Mayo Clinic di Rochester fornisce a medici e a specialisti gastroenterologi, oltre ad una panoramica generale sulle due patologie, l'elenco e la descrizione delle principali sperimentazioni in corso. Qui si possono trovare le più recenti innovazioni in materia di terapia; nella sezione di Maggio 2000, per esempio, vi è, tra i tanti, la descrizione di uno studio multicentrico, randomizzato in doppio cieco che si prefigge lo scopo di valutare l'efficacia del tacrolimo (FK506), somministrato per via orale, nella chiusura delle fistole enterocutanee e perianali nei pazienti con morbo di Crohn. Per poter reperire informazioni dirette, oltre alle caratteristiche dei vari studi, per ognuno di essi vengono indicati il nominativo e i recapiti telefonici dei ricercatori responsabili del progetto.

Panoramica sulle IBD e sperimentazioni in corso

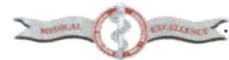
In **Medscape Gastroenterology** [14] nella sezione dei Treatment Updates si possono trovare preziose informazioni sulle applicazioni cliniche della terapia biologica nelle malattie infiammatorie intestinali. In questo sito, nella sezione

Continuing Medical Education [15], troviamo informazioni e consigli pratici sul trattamento del morbo di Crohn con particolare riferimento a quei farmaci che rappresentano le più recenti acquisizioni farmacologiche nel campo. Tra questi, particolare rilievo è dato al ruolo degli anticorpi anti-TNFα, la terapia con anticorpi monoclonali e interleuchine.

Consigli pratici sul trattamento del morbo di Crohn

Nel sito della **Australian Crohn's and Colitis Association (Queensland)** [16] troviamo una sezione dedicata al trattamento medico delle malattie infiammatorie croniche intestinali a cura del Dottor Stephan Fargan.

The Brisbane Inflammatory Bowel Diseases Research Centre [17] è dedicato al trattamento delle malattie infiammatorie intestinali con lo scopo di coordinare e supportare i gruppi di ricerca coinvolti nello studio delle due malattie.

Nell'ultimo numero di **Telesymposia Proceedings** [18] è stato trattato l'argomento "**Verso un consenso globale sul trattamento della Malattia di Crohn**". Usando un documento stilato in una Consensus tenutasi in Germania e una revisione della letteratura basata sull'evidenza (⇨ p. 28), su Internet viene tenuta una discussione tra esperti internazionali nel campo, per giungere alla stesura di linee guida per il trattamento della malattia di Crohn. Tutta la Consensus e i sommari "evidence-based" saranno stilati in un documento definitivo che sarà poi inviato per la pubblicazione ad un giornale medico importante in campo gastroenterologico. Per entrare attivamente nella discussione bisogna ottenere una password, ma la registrazione è gratuita. La discussione è aperta solo a medici e ad altri operatori del settore.

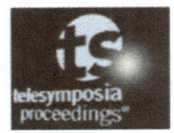

Discussione tra esperti per la stesura di linee guida per il trattamento del morbo di Crohn

In **Disease Information Center** [19], nella sezione Crohn's disease, si trovano molteplici link a siti dedicati alla malattia di Crohn. Tra quelli raccomandati vi è **Ulcerative colitis and Crohn's disease** [20] dedicato particolarmente al trattamento delle due malattie, oltre che ad una revisione delle cause e alla diagnosi.

PharmInfonet [21] è un sito dedicato agli studi farmacologici. Nella sezione di Maggio 2000 viene dedicata una monografia al trattamento con ACTH o idrocortisone nei pazienti ospedalizzati con malattia di Crohn ("IV ACTH or Hydrocortisone in the Treatment of Hospitalized Patients with Crohn's Disease (CD))".

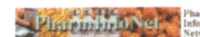

HealingWithNutrition.com [22] è un sito dedicato alle problematiche nutrizionali di molte patologie, tra cui le malattie infiammatorie intestinali.

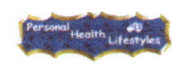

Nel sito **Crohn's and Other Bowel Diseases** [23] sono descritte le linee guida al trattamento della malattia di Crohn

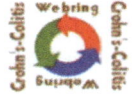

approvate dalla FDA (Food and Drug Administration). In particolare, viene descritto il ruolo dell'infliximab (un anticorpo anti-TNFα) nel trattamento dei pazienti con malattia di Crohn moderata o severa non rispondente ad altri farmaci, e che soffrono di diarrea, dolore addominale o fistole. Sono pertanto riportati i risultati dei primi studi sul farmaco in questione e gli effetti collaterali ad esso correlati.

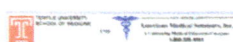

In **The Medical Post** [24] nel numero 25 del volume 35 di giugno 1999, troviamo nella sezione "IBD UPDATE" una monografia sulle terapie efficaci nel trattamento della variante fistolizzante dalla malattia di Crohn.

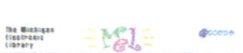

Nel sito del **National Institute of Diabetes & Digestive & Kidney Disease** [25] passando dalla sezione Digestive nelle sottosezioni Crohn's disease e Ulcerative colitis troviamo tutte le possibili opzioni terapeutiche per le due malattie.

CME - Continuous Medical Education [26] è un sito particolarmente utile per l'autoapprendimento o la revisione da parte di gastroenterologi e medici di base. Al termine della sessione i visitatori dovrebbero essere in grado di conoscere ed usare i principali farmaci "tradizionali" per il trattamento delle malattie infiammatorie intestinali e familiarizzare con i "nuovi" agenti terapeutici in corso di sperimentazione, avendo compreso i meccanismi infiammatori alla base delle due patologie.

Health Information Resources [27] nella sezione Intestinal Disorders fornisce numerose notizie circa la clinica e le indicazioni terapeutiche nelle malattie infiammatorie intestinali.

The Crohn's and Colitis Pharmacist [28] è un sito dove si possono reperire molteplici informazioni circa le più recenti opzioni terapeutiche per le malattie infiammatorie intestinali e i risultati delle ricerche più innovative su questo argomento, nonché molti link a siti inerenti a questo tema.

Il trattamento delle patologie associate

La Rete fornisce informazioni molto utili anche per quanto riguarda le patologie associate alle malattie infiammatorie intestinali.

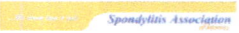

Nel sito **University of Washington Bone and Joint Sources** [29] vengono forniti innumerevoli consigli a pazienti, medici e ricercatori sulle manifestazioni cliniche e le opzioni terapeutiche inerenti alle patologie ossee e articolari, che rappresentano una delle più frequenti complicanze della malattia di Crohn e della colite ulcerosa.

Spondylitis Association of America (SAA) [30] è un'organizzazione no profit di volontari, dedicata alla prevenzione e al trattamento della spondilite anchilosante, che complica la malattia di Crohn nel 2-6% dei casi.

The Uveitis File – Centre for Current Research [31] è un sito dedicato a tutti coloro che vogliono reperire informazioni sulle più recenti ricerche disponibili riguardo alle terapie chirurgiche e mediche per l'uveite che, se pur rara, rappresenta una delle più severe complicanze del morbo di Crohn.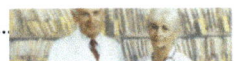

In **Welcome to The Dermatology Forum** [32] si reperiscono tutte le indicazioni terapeutiche utili inerenti alle alterazioni cutanee che possono associarsi alle malattie infiammatorie intestinali (come ad esempio l'eritema nodoso, la stomatite aftosa e il pyoderma gangrenosum).

2.5 Principali trial clinici in corso

In Rete si possono trovare molti siti a *contenuto informativo* circa i principali trial clinici terminati o in corso; tra questi, molti sono dedicati alla gastroenterologia e in particolare alle malattie infiammatorie intestinali. Altri siti permettono *un'interazione diretta* tra ricercatori, pazienti e aziende farmaceutiche. Questi ultimi sono i siti dove, ad esempio, si ricercano pazienti da arruolare in trial clinici o vengono reclutati ricercatori specializzati in un determinato campo di ricerca oppure dove le aziende possono trovare ricercatori disponibili ad effettuare particolari ricerche.

I trial clinici in Rete

ClinicalTrials.com [33] è un sito, continuamente aggiornato, promosso dai **National Institutes of Health** [34], tramite la **National Library of Medicine** [35], per fornire a pazienti, famigliari e membri dell'informazione pubblica tutte le novità in tema di trial clinici.

DrugMonitor.com [36] è un sito di interesse medico generale, che rappresenta una vasta fonte di informazioni on-line sui trial clinici e le più recenti ricerche mediche. Il campo di interesse è facilmente ricercabile tramite "aree terapeutiche". I visitatori del sito possono anche registrarsi on-line.

In **CenterWatch Clinical Trials Listing Service** [37] è 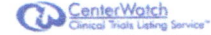 contenuto l'elenco, diviso per patologia, come indicato dalla **Figura 5**, dei principali trial clinici in corso in varie aree mediche. Il sito è dedicato soprattutto ai pazienti interessati a partecipare a tali ricerche.

Nella sezione Gastroenterology troviamo l'elenco dei centri che partecipano a ricerche cliniche relative al morbo di Crohn e alla colite ulcerosa. A scopo esemplificativo, nella **Figura 6** sono indicati i trial clinici dedicati alla colite ulcerosa in corso negli Stati Uniti (divisi in base alla città in cui è stata organizzata la ricerca) e apparsi nel numero di maggio 2000.

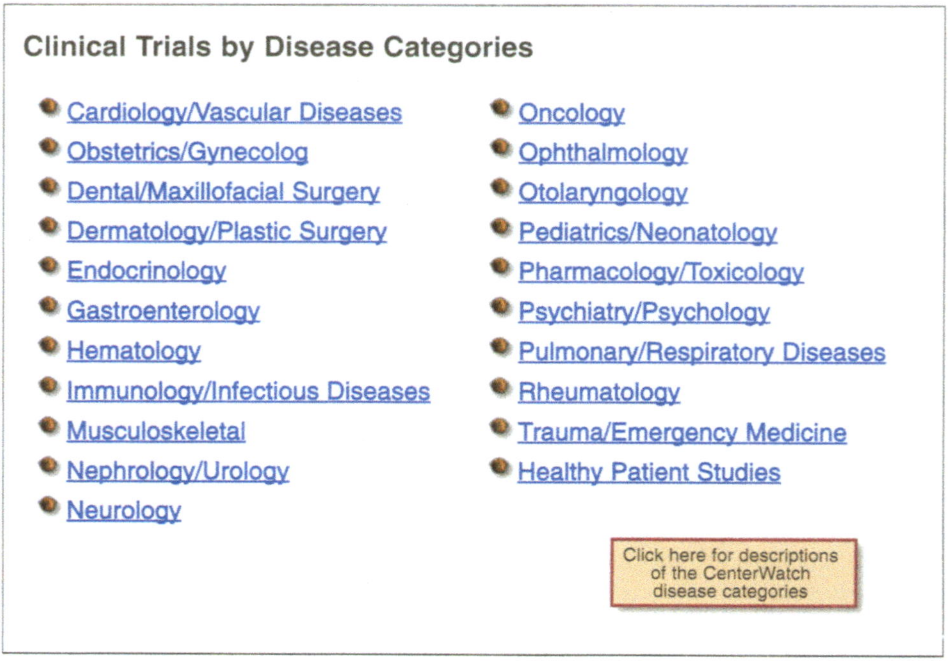

Clinical Trials by Disease Categories

- Cardiology/Vascular Diseases
- Obstetrics/Gynecolog
- Dental/Maxillofacial Surgery
- Dermatology/Plastic Surgery
- Endocrinology
- Gastroenterology
- Hematology
- Immunology/Infectious Diseases
- Musculoskeletal
- Nephrology/Urology
- Neurology
- Oncology
- Ophthalmology
- Otolaryngology
- Pediatrics/Neonatology
- Pharmacology/Toxicology
- Psychiatry/Psychology
- Pulmonary/Respiratory Diseases
- Rheumatology
- Trauma/Emergency Medicine
- Healthy Patient Studies

Click here for descriptions of the CenterWatch disease categories

Fig. 5. Elenco per patologia dei trial clinici reperibili nel sito CenterWatch Trials Listing Service [37]

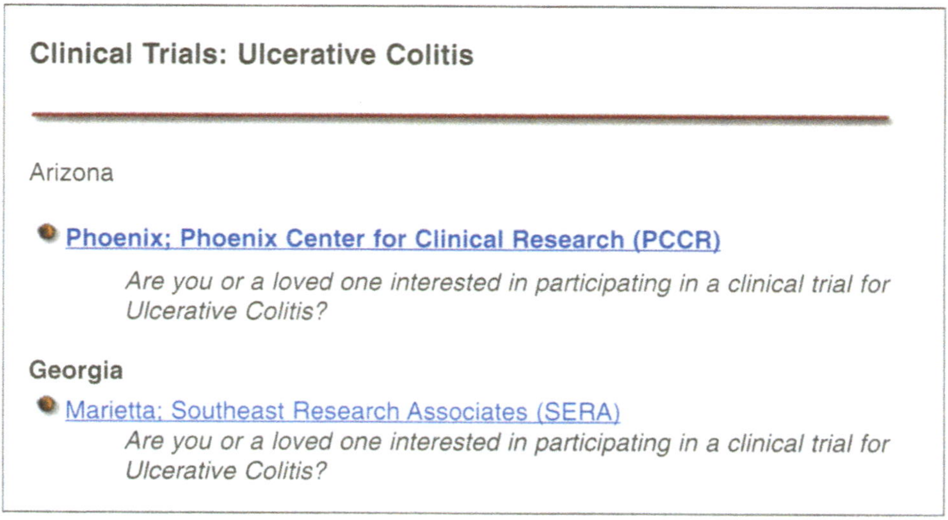

Clinical Trials: Ulcerative Colitis

Arizona

- **Phoenix; Phoenix Center for Clinical Research (PCCR)**
  Are you or a loved one interested in participating in a clinical trial for Ulcerative Colitis?

Georgia

- **Marietta; Southeast Research Associates (SERA)**
  Are you or a loved one interested in participating in a clinical trial for Ulcerative Colitis?

Fig. 6. Esempio dei trialclinici sulla colite ulcerosa in corso in due città degli Stati Uniti presenti sul sito CenterWatch Trials listing Service [37]

About Clinical Trials (ACT) [38] è un sito, aggiornato su base giornaliera, che fornisce informazioni circa i trial clinici e i nuovi trattamenti disponibili per varie patologie; è dedicato soprattutto ai pazienti, con informazioni facilmente comprensibili anche per i "non addetti ai lavori".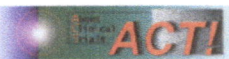

Faculty & Research: Clinical Trials [39] riassume i principali link ai siti disponibili in Rete riguardanti i trial clinici.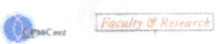

The NHMRC Clinical Trials Centre [40] è un sito promosso dall'Università di Sydney e dalla National Health and Medical Research Council; fornisce informazioni sui trial clinici condotti in Australia ed ha un ruolo importante anche nel coordinamento e nella conduzione di studi multicentrici su larga scala, basati sulla evidence-based medicine (⇨p. 28). I principali scopi di questa associazione sono quelli di fornire assistenza e consigli, da parte di esperti, ai ricercatori coinvolti nei trial clinici, effettuare una revisione sistematica dei principali trial, sviluppare programmi di controllo per quanto riguarda i metodi e la qualità delle ricerche e promuovere l'applicazione pratica delle migliori ricerche cliniche mediante programmi educazionali. Il Clinical Trials Centre collabora quindi attivamente con gruppi che si occupano di specifici progetti di ricerca.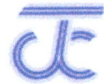

The IBD Clinical Trial Registry [41] è un sito dedicato ai trial clinici sulle malattie infiammatorie intestinali che sperimentano nuove terapie in questo campo. È dedicato alle aziende farmaceutiche che possono testare l'efficacia e la sicurezza dei nuovi prodotti; agli specialisti o ai medici di base; che possono reperire nuovi farmaci da proporre ai loro pazienti; ed anche ai pazienti, che possono partecipare attivamente nelle ricerche su questi nuovi farmaci. Nel sito si trova l'elenco dei trial clinici in corso divisi in tre categorie: malattia di Crohn, colite ulcerosa e complicanze delle malattie infiammatorie intestinali (ad esempio, sindrome dell'intestino corto). Per visualizzare l'intero contenuto del sito i visitatori devono registrarsi on-line.

Un'ulteriore possibilità offerta da Internet nell'ambito delle ricerche cliniche è quella di utilizzare direttamente la Rete nella gestione di trial clinici multicentrici. Questo tipo di utilizzo della Rete, sebbene offra indubbi vantaggi (maggiore rapidità nella trasmissione dei dati tra i vari sperimentatori e il centro che coordina la ricerca, maggior facilità nell'elaborazione dei dati raccolti e più accurato controllo della qualità della ricerca), è ancora limitato da alcune problematiche quali gli elevati costi di realizzazione e, soprattutto, la mancanza di normative per la standardizzazione della raccolta dei dati e di sistemi di controllo che rendano sicura la trasmissione dei dati stessi [42].

Internet nella gestione dei trial clinici

Bibliografia

1. Sartor RB (2000) **New Therapeutic approaches to Crohn's disease**. N Engl J Med 342:1664-1666
   http://www.nejm.org/content/index.asp
2. Biancone L, Pallone F (1999) **Current modalities in active Crohn' disease**. Ital J Gastroenterol Hepatol 31:508-514
   http://amedeo.com/medicine/ltr/itajgahe.htm
3. Targan SR, Hanuer SB, van Deventer SJH et al (1997) **A short term study of chimeric monoclonal antibody CA2 to tumor necrosis factor in Crohn' s disease**. N Engl J Med 337:1029-1035
   http://www.nejm.org/content/index.asp
4. Katz JA (2000) **Medical and surgical management of severe colitis**. Sem Gastrointest Dis 1181:18-32
   http://library.usask.ca/ejournals/07/4/0740-2570.html
5. **Drug Reference Center A-to-Z Drug Database**
   http://www.nursespdr.com/members/database/content.html
6. **South African Electronic Package Inserts**
   http://home.intekom.com/pharm/
7. **Antimicrobial Use Guidelines**
   http://www.medsch.wisc.edu/clinsci/amcg/amcg.html
8. **Clinical Pharmacology Guide to Common Drugs**
   http://www.cponline.gsm.com
9. **PDR Online Drug Database**
   http://physician.pdr.net/physician/index.htm
10. **Drug Interaction Database**
    http://csmctmto.interpoint.net/didx/didx.html
11. **RxMed Pharmaceutical. Index**
    http://www.rxmed.com/prescribe.html
12. **Current Medical Therapy for IBD**
    http://www.sma.org/smj/96jun2.htm
13. **Inflammatory Bowel Disease Interest Group**
    http://www.mayo.edu/int-med/gi/ibd.htm
14. **Medscape Gastroenterology**
    http://molecularmedicine.medscape.com/Medscape/gastro/TreatmentUpdate/1999/tu02/public/toc-tu02.html
15. **CME - Continuing Medical Education**
    http://www.medscape.com/Home/CMEcenter/CMECenter.html
16. **Australian Crohn's and Colitis Association (Queensland)**
    http://www.prometheus-labs.com/sci-info/tmt-of-ibd.htm
17. **The Brisbane Inflammatory Bowel Diseases Research Centre**
    http://www.medicine.uq.edu.au/ibd.research/index.htm
18. **Telesymposia Proceedings**
    http://www.prous.com/ts/
19. **Disease Information Center**
    http://www.diseases.nu/crohn_disease.htm
20. **Ulcerative colitis and Crohn's disease**
    http://www.diagnosishealth.com/ibd.htm
21. **PharmInfonet**
    http://pharminfo.com/pin_hp.html

22. **HealingWithNutrition**
    http://www.healingwithnutrition.com/index.html
23. **Crohn's and Other Bowel Diseases**
    http://www2.rpa.net/~lrandall/crohns.html
24. **The Medical Post**
    http://www.medicalpost.com/
25. **National Institute of Diabetes & Digestive & Kidney Diseases**
    http://www.louisville.edu/library/ekstrom/govpubs/federal/agencies/hhs/niddk.html
26. **CME - Continuing Medical Education**
    http://www.amscme.com/index.html
27. **Health Information Resources**
    http://mel.merit.edu/health/
28. **The Crohn's and Colitis Pharmacist**
    http://www.crohnspharmacist.com/
29. **University of Washington Bone and Joint Sources**
    http://www.orthop.washington.edu/
30. **Spondylitis Association of America (SAA)**
    http://www.spondylitis.org/
31. **The Uveitis File – Center for Current Research**
    http://www.lifestages.com/health/uveitis.html
32. **Welcome to The Dermatology Forum**
    http://medhelp.org/perl6/Dermatology/wwwboard.html
33. **ClinicalTrials.gov**
    http://clinicaltrials.gov/ct/gui
34. **National Institutes of Health**
    http://www.nih.gov/
35. **National Library of Medicine**
    http://www.nlm.nih.gov/
36. **drugMonitor.com**
    http://www.drugmonitor.com/
37. **CenterWatch Clinical Trials - Listing Service**
    http://www.centerwatch.com/studies/listing.htm
38. **About Clinicl Trials (ACT)**
    http://act.musc.edu/
39. **Faculty & Research: Clinical Trials**
    http://cpmcnet.columbia.edu/research/clin-trl.htm
40. **The NHMRC Clinical Trials Centre**
    http://www.ctc.usyd.edu.au/
41. **The IBD Clinical Trial Registry**
    http://www.ccfa.org/clinical/
42. Omboni S, Ciulla MM (1999) **Il trial clinico in Internet**. In: Omboni S, Ciulla MM (eds) Aggiorn@arsi in Rete: Ipertensione Arteriosa. Springer-Verlag, Milano, pp 42-54

CAPITOLO 3
La medicina basata sulle evidenze

M. Fraquelli, D. Conte

Definizione

La Evidence-Based Medicine (EBM), così come viene definita da Sackett e coll. [1] consiste "nell'uso cosciente, esplicito e giudizioso delle migliori evidenze disponibili al momento, quando si prendono decisioni inerenti all'assistenza dei singoli pazienti". L'applicazione della EBM consiste quindi nell'integrare l'esperienza clinica individuale di ogni medico con le migliori evidenze cliniche esterne disponibili, intendendo per queste ultime la letteratura medica clinicamente rilevante, spesso derivante dalle scienze di base, ma soprattutto la ricerca clinica basata sul paziente e finalizzata a stabilire l'accuratezza e la precisione dei test diagnostici (incluso l'esame fisico del paziente), la potenza delle variabili prognostiche e l'efficacia e la sicurezza dei regimi terapeutici, riabilitativi e preventivi.

La EBM, in sostanza, fornisce gli strumenti metodologici per valutare la validità della ricerca clinica in medicina e l'applicazione dei risultati al fine della cura del paziente. L'evidenza è ottenuta mediante la revisione sistematica della letteratura e il suo apprendimento critico. I risultati vengono poi integrati nella decisione diagnostico-terapeutica.

Tra i siti inerenti l'EBM disponibili in Rete ricordiamo i principali:
Evidence-Based Medicine [2] edizione italiana. Questo sito pubblica i sommari strutturati dei principali lavori clinici apparsi sulle riviste mediche più affidabili, consentendo anche una ricerca mediante parole chiave.

Evidence Based Medicine [3]. Sito, in lingua tedesca, dell'Università di Zurigo con finalità simili al precedente. Contiene tra l'altro un forum cui è possibile iscriversi per "discussioni" on-line sulla EBM.

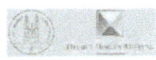

University of Massachusetts Medical School's Evidence-Based Medicine (EBM) [4]. Questo sito nasce dalla collaborazione tra la "Lamar Soutter Library" e il Dipartimento per la **Medicina Famigliare e Comunitaria**. In questo sito è possibile effettuare veri e propri esercizi on-line di EBM.

Esercitarsi nella EBM

Gli esercizi sono composti da tre parti:
```
Parte 1   Definire il quesito clinico
Parte 2   Decidere qual è il miglior tipo di studio
          per rispondere al quesito clinico in questione
Parte 3   Effettuare una ricerca nella letteratura clinica
          disponibile
```

Il visitatore viene guidato progressivamente nelle varie fasi; alla fine deve essere in grado di formulare un quesito clinico ben strutturato, individuare il tipo di studio corretto per rispondere al quesito in questione e saper reperire tutte le informazioni disponibili nella letteratura medica (ricerca su riviste cliniche specializzate, tramite medline o nei siti disponibili in Rete).

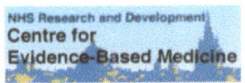

Evidence-Based Medicine Resource Center [5] è un sito altamente specializzato che nasce dal connubio tra l'Accademia Newyorkese di Medicina e il Comitato per la EBM dell'American College of Physicians [6] e si propone di divulgare gli scopi e i contenuti della EBM.

Tra i principali fini del Centro vi sono quelli di insegnare ai medici la EBM e di fornire loro la competenza informatica necessaria per insegnare e praticare la EBM; fornire agli addetti alle biblioteche le conoscenze di base sulla EBM, così da poter collaborare con i clinici all'accesso e all'utilizzo delle informazioni mediche; diffondere i principi della EBM tramite newsletter, listserve e Internet.

All'interno del sito si possono reperire strumenti molto utili per il medico, sia nella pratica clinica che nella ricerca. Uno dei più interessanti è **MedCalc3000** [7]; tra le funzioni che offre, vi sono la conversione di unità di misura, il calcolo delle principali equazioni di interesse medico (ad esempio, calcolo della clearance della creatinina, del gap degli anioni, della superficie corporea, etc.) o dei punteggi diagnostici e prognostici di molte patologie e la possibilità di eseguire calcoli statistici complessi **(Fig. 7)**.

Bayesian Statistics I MultiCalc®

True_Pos = Sensitivity * Prevalence
False_Pos = (1 - Specificity) * (1 - Prevalence)
True_Neg = Specificity * (1 - Prevalence)
False_Neg = (1 - Sensitivity) * Prevalence
Pos_Pred_Value = 100 * True_Pos / (True_Pos + False_Pos)
Neg_Pred_Value = 100 * True_Neg / (True_Neg + False_Neg)
LR_Pos = Sensitivity / (1-Specificity)
LR_Neg = (1-Sensitivity) / Specificity
Pre_Test_Odds = Prevalence / (1 - Prevalence)
Post_Test_Odds_Pos = Pre_Test_Odds * LR_Pos
Post_Test_Prob_Pos = Post_Test_Odds_Pos / (1 + Post_Test_Odds_Pos)
Post_Test_Odds_Neg = Pre_Test_Odds * LR_Neg
Post_Test_Prob_Neg = Post_Test_Odds_Neg / (1 + Post_Test_Odds_Neg)
False_Pos_Rate = 100 * False_Pos / (False_Pos + True_Neg)
False_Neg_Rate = 100 * False_Neg / (True_Pos + False_Neg)
Overall_Accuracy = 100 * (True_Pos + True_Neg)

Input:

Prevalence

Sensitivity

Specificity

fraction

Results:

True_Pos

ratio

False_Pos

ratio

True_Neg

ratio

False_Neg

ratio

Pos_Pred_Value

%

Neg_Pred_Value

%

LR_Pos

ratio

LR_Neg

ratio

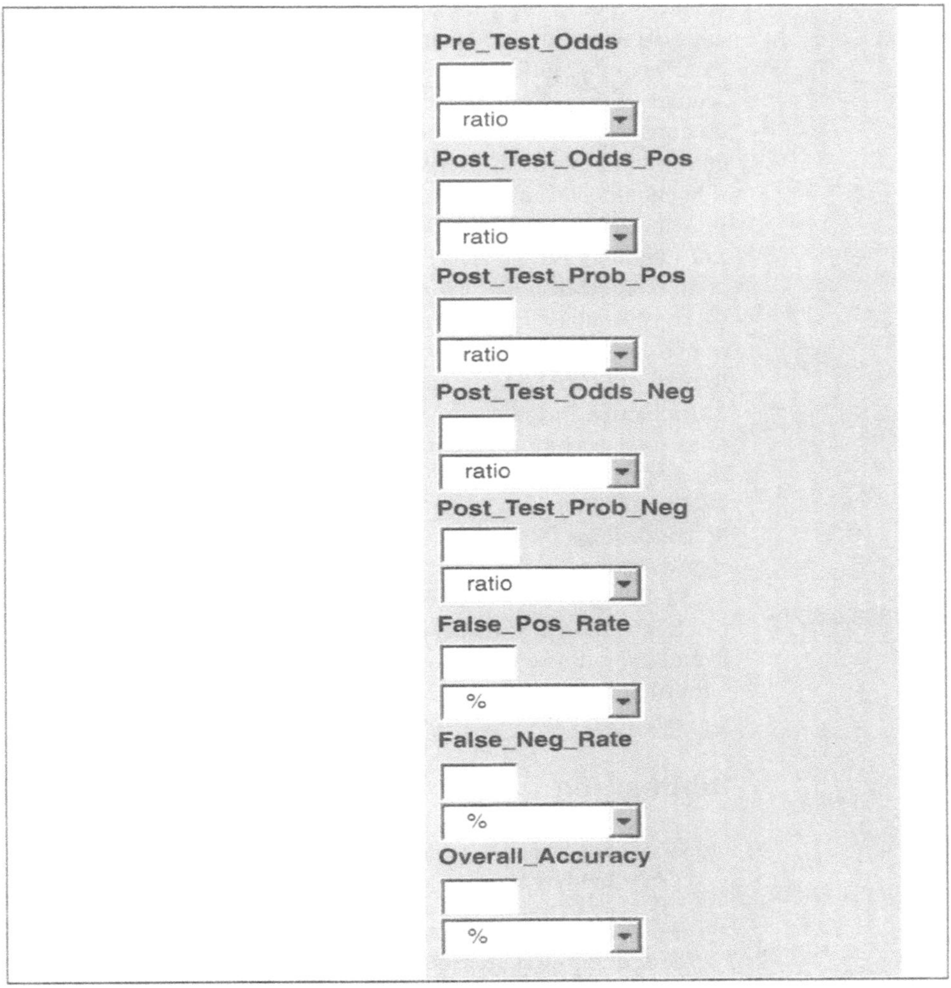

Fig. 7. Esempio delle possibilità di calcolo statitistico offerte da MedCalc 3000 - Bayesian Statistics I MultiCalc [7]

3.1 La Cochrane Collaboration

La necessità di revisioni sistematiche della letteratura medica, e soprattutto quella riguardante la terapia, ha indotto la nascita di un gruppo internazionale di clinici, statistici e consumatori che hanno formato la **Cochrane Collaboration** [8], il cui scopo è proprio quello di attuare la revisione sistematica delle più importanti ricerche effettuate in ambito medico. Queste revisioni sono in grado di fornire il più elevato livello di evidenza mai raggiunto sulla efficacia clinica di vari regimi terapeutici, riabilitativi e preventivi. Gli articoli pubblicati sulle riviste mediche vengono inseriti nel database Cochrane dai membri della Cochrane Collaboration che, come abbiamo visto, è una rete internazionale

Revisione sistematica della letteratura

costituita per lo più da medici volontari, ciascuno dei quali si occupa di controllare accuratamente l'indice di una singola rivista medica. Secondo rigidi criteri metodologici, ogni articolo è classificato secondo il tipo di pubblicazione (studio randomizzato, studio clinico controllato di altro tipo, studio epidemiologico osservazionale, etc.); vengono quindi preparati sommari strutturati secondo uno stile comune. I database sono in un formato facile da consultare, tipo Windows, e i dati numerici sono presentati in grafici standardizzati, che rendono più facile la comprensione dei risultati. Essi vengono pubblicati su giornali medici (come il British Medical Journal [9]) o su database elettronici disponibili su CD ROM o consultabili tramite Internet e comprendono il **Cochrane Controlled Trial Register (CCTR)** (che contiene l'elenco dei principali trial clinici), il **Cochrane Database of Systematic Reviews (CD-SR)** (costituito dalle revisione sistematiche), il **Database of Abstracts of Review of Effectiveness (DARE)** (che include i sommari delle revisioni sull'efficacia clinica dei farmaci) e il **Cochrane Review Methodology Database (CRMD)** (comprendente le revisioni di carattere metodologico); tutti vengono aggiornati ogni tre mesi.

Su Internet si può direttamente accedere al sito della **The Cochrane Library** [10] e, nella sezione dedicata alle malattie infiammatorie intestinali (Cochrane Inflammatory Bowel Disease Group), si possono reperire tutti i sommari delle review sistematiche effettuati dalla Cochrane Collaboration su questo argomento.

Bibliografia

1. Sackett DL, Rosenberg WMC, Gray JAM, Haynes RB, Richardson W (1996) **Evidence based medicine: what is and what it isn't**. BMJ 312:71-72
   http://www.bmj.com/index.shtml
2. **Evidence-Based Medicine**
   http://www.infomedica.org/ebm
3. **Evidence Based Medicine**
   http://www.evimed.ch/
4. **University of Massachusetts Medical School's Evidence-Based Medicine (EBM)**
   http://library.umassmed.edu/EBM/index.html
5. **Evidence-Based Medicine Resource Center**
   http://www.ebmny.org
6. **American College of Physicians**
   http://www.acponline.org/chapters/ri/
7. **MedCalc3000**
   http://calc.med.edu/
8. Cochrane A (1972) **Effectiveness and efficiency**. Nuffield Provincial Hospitals Trust, London
9. **The British Medical Journal**
   http://www.bmj.com/index.shtml
10. **The Cochrane Library**
    http://www.update-software.com/cochrane/cochrane-frame.html

CAPITOLO 4
Imaging nelle malattie infiammatorie croniche intestinali

G. MACONI

4.1 Metodiche di imaging nelle IBD

Il paziente affetto da malattia infiammatoria cronica intestinale è un paziente candidato ad essere sottoposto a numerose **indagini diagnostiche strumentali**: al momento della diagnosi, in occasione delle recidive cliniche della malattia, durante la terapia per valutarne l'efficacia o nell'ambito di un programma di sorveglianza per la diagnosi precoce di complicanze severe come la displasia e il carcinoma [1, 2].

Alle tradizionali tecniche diagnostiche, come la radiografia con mezzo di contrasto [3] e l'endoscopia con biopsie, si sono aggiunte in questi ultimi venti anni altre tecniche di imaging come la tomografia computerizzata (TC) [4], l'ecografia [5], la risonanza magnetica nucleare (RMN) [6], la scintigrafia [7] e l'ecoendoscopia [8].

Queste ultime senza sostituire le metodiche tradizionali, si sono proposte come importanti indagini complementari e sono utilizzate per confermare e diagnosticare una IBD in un ambito clinico sospetto, e per definirne sede, estensione, attività ed eventuale presenza di **complicanze** [9].

Le tecniche diagnostiche

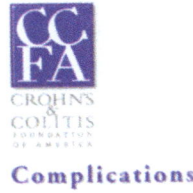

Complications

4.1.1 Endoscopia

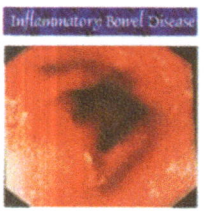

Il ruolo della coloscopia nella gestione del paziente affetto da malattia infiammatoria intestinale

ASGE PROCEDURE MANUAL

Sebbene la coloscopia totale non sia sempre necessaria per giungere alla diagnosi di IBD, essa svolge un ruolo diagnostico importante quando il quadro clinico, la sigmoidoscopia e gli esami radiografici non sono conclusivi. Spesso consente inoltre una adeguata differenziazione tra morbo di Crohn e colite ulcerosa. Infatti, l'**aspetto endoscopico macroscopico** suggerisce spesso il tipo di malattia infiammatoria cui ci si trova di fronte [10-12]. La coloscopia è considerata una metodica più sensibile del clisma opaco per determinare l'estensione anatomica della malattia infiammatoria e, anche in presenza di stenosi non superabile con l'endoscopio, a differenza dell'esame radiologico, consente, mediante biopsie multiple, di differenziare una stenosi benigna da una stenosi maligna. La coloscopia (con biopsie) è infine un insostituibile strumento nei **programmi di sorveglianza** nei confronti del carcinoma del colon nei pazienti a rischio, che vengono individuati in quelli affetti da pancolite della durata di 7-10 anni o da colite sinistra presente da oltre 15-20 anni [13].

4.1.2 Radiologia

Impiego e ruolo

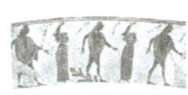

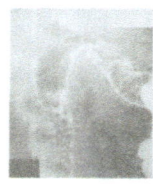

La radiologia è una delle metodiche più utilizzate nella valutazione del tratto gastroenterico inferiore [3] e ha un ruolo importante nella diagnosi delle IBD [14]. In particolare, nei pazienti con morbo di Crohn, l'esame radiologico definisce con precisione la **sede delle lesioni** [15], il diametro del lume intestinale e l'elasticità delle pareti e consente di differenziare i tratti stenotici da quelli non stenotici [16,17], in particolare a livello del tenue. Nell'intestino tenue, infatti, l'enteroclisi e il transito seriato con bario, rappresentano ancora oggi le uniche metodiche in grado di rilevare accuratamente sede ed entità delle **stenosi** [18,19]. L'esame radiologico può essere utile per la diagnosi differenziale tra colite di Crohn e colite ulcerosa [20]. Nei pazienti con colite ulcerosa la tecnica documenta il restringimento del lume [21], la rigidità delle pareti, la presenza di **pseudopolipi** [22] e l'accorciamento del viscere, in particolare del retto, fornendo utili indicazioni circa la possibilità del suo recupero funzionale [23]. La radiografia diretta dell'addome rappresenta ancor oggi una metodica insostituibile nella diagnosi di **megacolon tossico**, una temibile complicanza della colite ulcerosa e più raramente del morbo di Crohn [24,25]. Un'altra importante applicazione della radiologia consiste nella diagnosi di alcune **complicanze extraintestinali** delle IBD come la sacroileite, la colangite sclerosante, la colelitiasi e la nefrolitiasi [26].

4.1.3 Ecografia

L'ecografia è una metodica economica e non invasiva, ampiamente utilizzata nello **studio degli organi solidi parenchimatosi** intraddominali [5, 27].

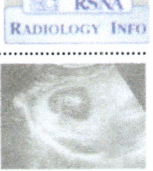

Negli ultimi anni il suo impiego si è esteso anche allo studio delle pareti intestinali ed in particolare allo studio delle IBD. In queste malattie l'ecografia è in grado di rilevare l'**ispessimento delle pareti intestinali** infiammate [28], la dilatazione del lume intestinale, la presenza di raccolte intraddominali e quella di eventuali tramiti fistolosi [29,30]. Essa è impiegata quindi come indagine di screening nei pazienti con sospetto clinico di IBD e nel follow-up dei pazienti con malattia nota, in particolare in quelli affetti da morbo di Crohn; in questi consente di rilevare precocemente la presenza di **complicanze intestinali,** come fistole, ascessi e stenosi, o extraintestinali come colelitiasi, nefrolitiasi ed epatosteatosi.

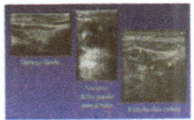

Quando effettuarla

Il limite dell'ecografia è legato al fatto che, sebbene essa sia una metodica ampiamente diffusa, essa non fornisce una visione panoramica dell'intestino, è di difficile lettura da parte dei non specialisti ed è legata all'esperienza dell'operatore più dell'esame endoscopico e dell'esame radiografico.

I limiti

4.1.4 Ecografia anorettale

L'ecografia anorettale nelle IBD si sta imponendo in questi ultimi anni per la sua utilità nella valutazione delle complicanze anorettali del morbo di Crohn e della colite ulcerosa. In particolare, il suo impiego si rileva utile nella diagnosi degli **ascessi** e delle **fistole** che complicano la malattia infiammatoria perianale. L'ecografia anorettale svolge un ruolo insostituibile nel guidare la **terapia percutanea (drenaggio)** delle raccolte ascessuali perianali e perirettali [31-33].

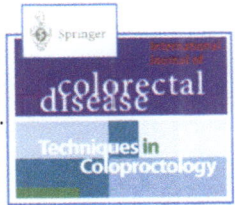

4.1.5 Tomografia Computerizzata

La TC è una delle metodiche più accurate nella valutazione degli organi intraddominali, in particolare per lo studio di fegato e pancreas [4,34]. Più recentemente è stata rivalutata l'utilità della TC nello studio delle pareti intestinali nei soggetti affetti da IBD, in particolare, da morbo di Crohn. La tomografia computerizzata consente di rilevare l'ispessimento delle pareti intestinali e le **complicanze** periparietali delle IBD [35] e ha quindi le medesime indicazioni dell'ecografia. L'impiego della TC è oggi riservato principalmente alla diagnosi degli ascessi intraddominali del morbo di Crohn. Meno utile è l'impiego della TC nella colite ulcerosa.

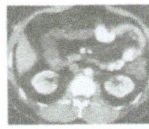

Impiego nelle IBD

4.1.6 Risonanza magnetica nucleare (RMN)

La RMN fornisce una chiara e dettagliata definizione degli organi intraddominali [6]. Il suo impiego permette di rilevare alterazioni della parete intestinale e del tessuto periparietale; la tipologia delle immagini rende però queste più "reali" e di facile lettura. La RMN si è dimostrata particolarmente utile per lo studio delle **complicanze anorettali** delle IBD, in particolare nella diagnosi delle fistole e degli ascessi anorettali e perineali nei pazienti affetti da morbo di Crohn [36,37]. La **diagnosi delle lesioni perianali** è infatti particolarmente difficile e complessa. In questa sede, poche altre metodiche di imaging, oltre alla RMN, sono in grado di fornire precise informazioni sulla presenza e l'estensione di fistole ed ascessi [33, 38].

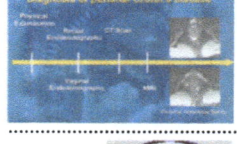

4.1.7 Scintigrafia

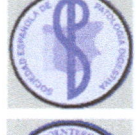

Lo studio radioisotopico delle IBD è effettuato con leucociti marcati con Indio 111 (In-111) o Tecnezio 99 (Tc-99m) o, più raramente, con Gallio citrato 67 (Ga-67) [7]. In particolare, la metodica effettuata utilizzando leucociti marcati con Tecnezio (Tc-99m HMPAO), è preferibile a quella con Indio e con Gallio, in relazione alla maggiore disponibilità e alla migliore qualità delle immagini [7].

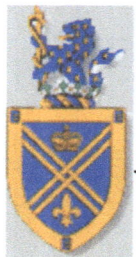

Le **indicazioni** all'impiego della scintigrafia sono rappresentate dallo studio di un quadro clinico sospetto per IBD, la determinazione dell'estensione e della severità della malattia infiammatoria, la diagnosi di complicanze (ascessi) e dal monitoraggio della malattia dopo trattamento [7,40]. La scintigrafia può non rilevare una IBD in fase di remissione, quando la componente infiammatoria è scarsa o addirittura assente, o un morbo di Crohn complicato da stenosi di natura essenzialmente fibrotica.

Maggiori dettagli circa le **procedure della scintigrafia** con Gallio e con leucociti marcati, come la preparazione del paziente, la strumentazione, l'acquisizione di dati e parametri e l'interpretazione dell'esame sono disponibili in Rete [7].

4.2 Integrazione CP – metodiche di imaging

4.2.1 Coloscopia virtuale

La coloscopia virtuale (CV) è una elaborazione computerizzata di immagini del colon ad alta definizione ottenute con tomografia computerizzata o risonanza magnetica nucleare e ricostruite in tre dimensioni (3D) a simulare una coloscopia. La sua **esecuzione** richiede una preparazione, la distensione gassosa del colon, esecuzione di una TC spirale (o di una RMN) e la ricostruzione computerizzata delle immagini [40-42]. In questa fase vengono create immagini 3D che simulano un'**esplorazione endoscopica** del colon [43-45] e forniscono dimensione e sede delle lesioni. L'abbinamento con immagini bidimensionali (2D) consente inoltre di ottenere dati sulla presenza di ispessimento della parete colica, su quella di lesioni perintestinali e sulle caratteristiche densitometriche delle lesioni stesse.

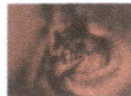
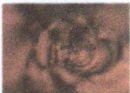
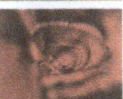
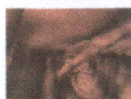
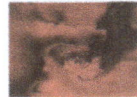
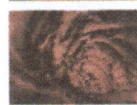

Sebbene le **indicazioni** all'esecuzione della coloscopia virtuale siano tuttora oggetto di studio ed i lavori sino ad ora pubblicati siano pochi, è già possibile identificare alcuni utili o possibili campi di applicazione. Premesso che la coloscopia rappresenta l'indagine diagnostica più accurata per rilevare le lesioni intestinali, l'utilità della coloscopia virtuale è stata sino ad ora dimostrata nella **diagnosi delle lesioni polipoidi** e neoplastiche del colon. Nel rilevare lesioni polipoidi oltre 5 mm di diametro accertate endoscopicamente, la CV ha dimostrato di possedere una sensibilità del 70-100% ed una specificità del 85-90%, mentre per le lesioni di diametro inferiore ha mostrato una sensibilità decisamente inferiore (11-42%) [46]. La coloscopia virtuale RM, possiede sensibilità e specificità comparabili (sensibilità 80-93%, specificità 96%) [46].

ASGE Procedure Manual

Risultati preliminari indicano comunque che la CV è in grado di rilevare più polipi del clisma opaco e con un minor numero di falsi positivi [46], con il vantaggio di minor discomfort per il paziente, un ridotto tempo di indagine, una minore dose di radiazioni somministrata e la possibilità di rilevare lesioni a livello della parete colica e in sede periparietale.

I vantaggi

Per quanto riguarda l'applicazione della **CV nelle IBD** la sua utilità sembra per ora limitata allo studio delle stenosi intestinali nei pazienti con colite ulcerosa o morbo di Crohn.

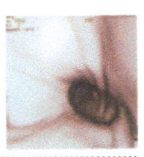

4.2.2 Ultrasonografia 3D

I recenti progressi della tecnologia abbinata all'impiego degli ultrasuoni hanno reso possibile lo sviluppo di tecniche integrate (computer-ecografo) come la ricostruzione 3D in real-time delle immagini. L'acquisizione delle immagini avviene mediante trasduttori standard utilizzati per esami di routine: spostando il trasduttore in modo lineare o angolare si è in grado di acquisire un volume [47-50]. Questa modalità consente inoltre di rilevare differenti dati: la rappresentazione di un volume acquisito disposto su 3 assi (x, y, z), le viste generate dal posizionamento sulle zone di sezione e il volume vero e proprio originante dall'intersezione delle tre viste. Su tali volumi acquisiti è possibile eseguire misure di distanza, area, volume, angoli. Dai volumi acquisti è inoltre pos-

Le tecniche integrate

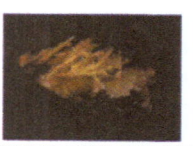

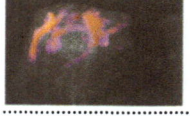

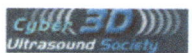

sibile estrapolare la superficie della zona analizzata o parte del volume acquisito, mediante tagli.

Lo studio 3D offre inoltre la possibilità di analizzare la parte vascolare degli organi mediante eco-Doppler ed eco-power-Doppler. In questo modo è possibile **rappresentare tridimensionalmente la zona vascolare** o la zona di parenchima circostante con entrambe le tecniche. È inoltre possibile, con tecnica color Doppler (velo-Doppler), valutare la direzione dei flussi.

Le funzioni ecografiche esposte sono attualmente ottenibili sulle più avanzate apparecchiature ecografiche (Toshiba [51], Siemens [52], ATL [53], Acuson [54], Aloka [55]).

L'ecografia 3D viene attualmente applicata in ambito gastroenterologico per lo studio del volume gastrico in pazienti con dispepsia e per la **determinazione volumetrica delle lesioni epatiche**.

In Rete sono reperibili siti in cui è possibile effettuare il download del software utile per la analisi diagnostica e la resa in 3D delle immagini (3D VIEW™) [56], altri che consentono il reperimento di società e **gruppi di studio** impegnati nel campo dell'eco 3D [57] e infine siti nei quali, tramite iscrizione, è possibile partecipare a **simposi**, inviando immagini ecografiche 3D [58].

L'impiego dell'eco3D nelle IBD è un campo per ora inesplorato. Ma è verosimile che la sua utilità nella determinazione dei volumi e delle superfici possa essere utilizzata per definire l'entità delle masse infiammatorie e delle raccolte ascessuali, per determinare l'entità delle stenosi e della retrodilatazione del tratto di intestino a monte di quello stenotico. Un ulteriore campo di applicazione può essere la delineazione più accurata dei tramiti fistolosi interni (enteroenterici ed enteromesenterici) ed esterni (enterocutanei ed enterovescicali).

4.2.3 Ecografia transrettale 3D

La tecnica avanzata

L'impiego dell'analisi delle immagini in 3D si è esteso anche all'ecografia intracavitaria, e in particolar modo all'ecografia transrettale. La ricostruzione in 3D è prodotta da un sistema di analisi delle immagini computerizzato [57] che permette di ricostruire l'anatomia della parete rettale e di visualizzare le alterazioni patologiche della stessa e degli organi vicini, come ad esempio la prostata. Gli studi compiuti con l'ecografia transrettale in 3D hanno interessato sino ad ora il campo urologico, per la valutazione del volume prostatico, e il campo gastroenterologico per la stadiazione del cancro anorettale. Sebbene l'accuratezza dell'ecografia transrettale 2D e 3D nella determinazione della stadiazione dell'invasione neoplastica e in quella della determinazione dell'interessamento linfonodale sia comparabile, la raffigurazione tridimensionale del volume mediante l'endosonografia 3D ha facilitato l'interpretazione delle immagini ecografiche, ha aumentato le informazioni diagnostiche [59] e ha consentito una migliore pianificazione dell'intervento chirurgico [60].

Una vera e propria dimostrazione dell'utilità dell'ecografia transrettale in 3D nello studio delle IBD non esiste.Tuttavia, è verosimile che tale metodica possa migliorare la definizione dei tragitti fistolosi anorettali nei confronti dell'eco transrettale 2D e quindi facilitare l'approccio terapeutico.

4.2.4 Tomografia ad Emissione di Positroni (PET)

Questa metodica è stata recentemente proposta nella diagnostica non invasiva delle IBD [61].

La PET consente una misurazione del **metabolismo del glucosio** loco-regionale (**Figura 8**). Nel soggetto sano la radioattività legata al consumo di ossigeno è rilevabile solo a livello del cervello e del cuore. Al contrario, nei pazienti con un processo infiammatorio, un'accresciuta radioattività può essere rilevata in altre parti del corpo, a riflettere l'aumentato metabolismo locale del glucosio.

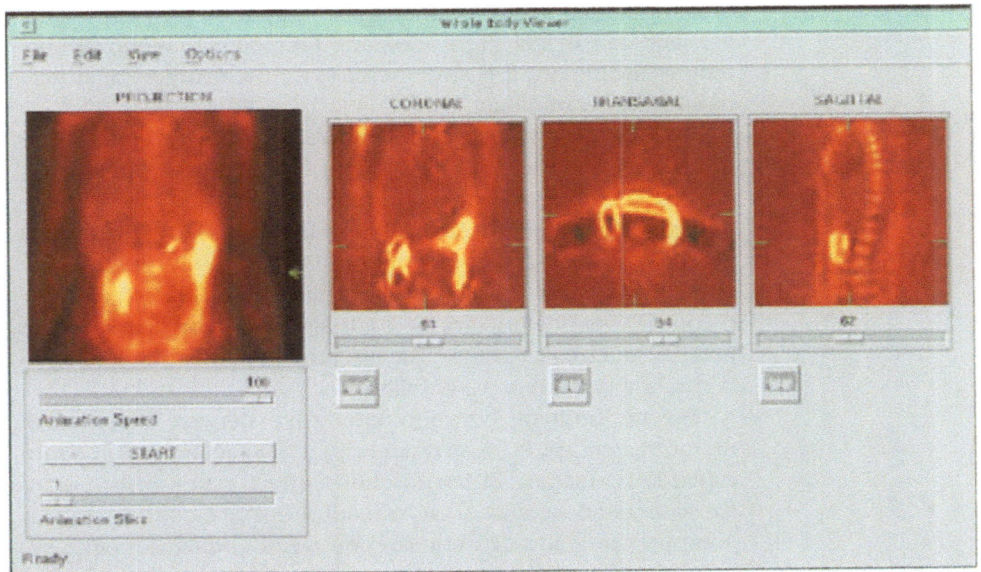

Fig. 8. Studio PET con [18F]FDG per valutare il metabolismo del glucosio del colon in una ragazza di 13 anni affetta da morbo di Crohn che presentava una riacutizzazione dei sintomi. L'immagine è ricostruita in 3D e in sezioni coronali, trasversali e sagittali. Si osserva un significativo incremento dell'attività radioisotopica (giallo brillante) in tutto il colon

4.2.5 Tomografia Computerizzata a Singola Emissione di Positroni (SPECT)

È noto che l'infiltrato infiammatorio nelle IBD può essere rilevato e determinato quantitativamente dalla scintigrafia. Tuttavia, i metodi di quantificazione scintigrafica hanno un'inaccuratezza intrinseca dovuta alla variabile profondità dell'immagine e al sovrapporsi di vari gradi di attività della regione esplorata. La SPECT è una metodica in grado di quantificare tridimensionalmente la distribuzione della radioattività, rappresentando una sorta di scintigrafia in 3D. La **determinazione tridimensionale** della SPECT è ottenuta con una gammacamera che ruota attorno al paziente e acquisisce dati da varie angolature. L'accuratezza di questa metodica nella determinazione della sede e dell'attività delle lesioni è già stata documentata in letteratura [62].

4.3 Acquisizione, trasferimento ed elaborazione delle immagini

Nell'ambito delle metodiche diagnostiche di imaging utili nelle IBD, e comprendendo in queste anche l'esame istologico, non è infrequente imbattersi in casi difficili rappresentati, ad esempio, pazienti affetti da colite infiammatoria attiva e severa, in cui non è possibile una diagnosi differenziale tra morbo di Crohn e colite ulcerosa. In questi, la decisione terapeutica coinvolge contemporaneamente il gastroenterologo e il chirurgo, l'anatomopatologo e il radiologo.

In queste circostanze, la collaborazione tra i vari specialisti è indubbiamente più proficua quando si abbiano a disposizione, durante il consulto, le immagini del caso. Ciò può essere possibile mediante **l'acquisizione digitalizzata delle immagini** dal microscopio, dall'endoscopio e dalle attrezzature radiologiche ed ecografiche, attraverso la connessione dei vari strumenti con il PC. Si possono anche rendere le immagini disponibili in una rete per una consultazione interattiva, ad esempio in una sala riunioni o nel reparto del malato.

Per un ottimale consulto interattivo occorre disporre di un'interfaccia tra PC e strumentazione diagnostica. Per quanto riguarda la stazione di lavoro endoscopica, essa consiste di attrezzatura endoscopica il cui videoprocessore è connesso ad un computer in grado di archiviare immagini e filmati durante l'esame. Le immagini e/o i filmati possono quindi essere inviati o confrontati con precedenti immagini archiviate dello stesso paziente o con quelle di una videoteca. Analogamente, anche stazioni radiologiche od ecografiche o di anatomia patologica in grado di archiviare immagini in forma digitalizzata possono entrare in comunicazione tra loro.

Lo scambio di questi dati presuppone che differenti sistemi siano capaci di comunicare tra loro e quindi che adottino uno stesso linguaggio, definito standard. Gli **standard** sono basati su una comune architettura di sistemi o protocolli di uso e trasferimento che uniscono i sistemi generando dati in diversi formati.

Essi devono essere abbastanza elastici da permettere l'uso delle nuove acquisizioni scientifiche, e uniformati con una terminologia comune. Per quanto riguarda quest'ultima, in ambito endoscopico è stata elaborata una **terminologia standard minima** proposta secondo le direttive dell'Organizzazione Mondiale di Endoscopia Digestiva (**OMED**) [63] e dell'**American Society for Gastrointestinal Endoscopy** (**ASGE**) [64].

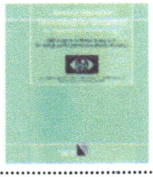

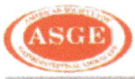

Lo scambio di immagini ed informazioni richiede protocolli standard come il protocollo **DICOM 3.0** [65, 66] inizialmente proposto in ambito radiologico ma oggi in uso per connessioni ad apparecchiature ecografiche ed endoscopiche [67].

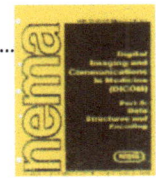

Bibliografia

1. **The Diagnosis of Inflammatory Bowel Disease - Papers**
   http://www.prometheus-labs.com/sci-info/dx-of-ibd.htm
2. **Crohn's & Colitis Foundation of America - How IBD is diagnosed**
   http://www.ccfa.org/medcentral/library/family/tests.htm
3. **Radiological Society of North America (RSNA) - Lower Gastrointestinal Tract Radiography**
   http://www.radiologyresource.org/rrasnac/content/lower_gi.htm
4. **Radiological Society of North America (RSNA) - Computed Tomography**
   http://www.radiologyresource.org/ content/
   ct_of_the_body.htm#Description
5. **Radiological Society of North America (RSNA) - Ultrasound**
   http://www.radiologyresource.org/content/
   ultrasound-abdomen.htm#Description
6. **Radiological Society of North America (RSNA), MRI**
   http://www.radiologyresource.org/content/
   mr_of_the_body.htm#Uses
7. **The Michener Institute - Nuclear Medicine Imaging of the Gastrointestinal System**
   http://intranet.michener.on.ca/academic/
   nucmed/nmgi/gi_ibd.htm
8. **Endoscopic Ultrasonography Homepage**
   http://www.eus-online.org/
9. **Crohn's & Colitis Foundation of America - Complications**
   http://www.ccfa.org/medcentral/library/compl/
10. **Atlas of Gastrointestinal Endoscopy - IBD**
    http://www.mindspring.com/~rlyons/atlas_ib.html
11. **Virtual Hospital GI Endoscopy Atlas Colon Inflammatory**
    http://www.vh.org/Providers/TeachingFiles/GIAtlas/pages/
    5-colon/InflammIBDImages.html

12. **The GASTROLAB Image Gallery**
    http://www.gastrolab.net/welcomee.htm
13. **American Society for Gastrointestinal Endoscopy - The Role of Colonoscopy in the Management of Patients with Inflammatory Bowel Disease**
    http://www.asge.org/resources/manual/lge_inflame.html
14. **Crohn's & Colitis Foundation of America – Radiologic procedures**
    http://www.ccfa.org/medcentral/library/tests/radio.htm
15. **CHORUS - Collaborative Hypertext of Radiology - Crohn disease sites**
    http://chorus.rad.mcw.edu/doc/00842.html
16. **CHORUS - Collaborative Hypertext of Radiology - Crohn disease phases**
    http://chorus.rad.mcw.edu/doc/00843.html
17. **uhrad.com - Body Imaging Teaching Files**
    http://www.uhrad.com/ctarc/ct183.htm
18. **Medinfo Gastrointestinal radiology - Crohn's Disease I**
    http://www.medinfo.ufl.edu/year2/bms5191/gi/cd1.html
19. **Medinfo Gastrointestinal radiology - Crohn's Disease II**
    http://www.medinfo.ufl.edu/year2/bms5191/gi/cd2.html
20. **CHORUS - Collaborative Hypertext of Radiology - Crohn disease vs ulcerative colitis**
    http://chorus.rad.mcw.edu/doc/00899.html
21. **Medinfo Gastrointestinal radiology - Ulcerative Colitis I**
    http://www.medinfo.ufl.edu/year2/bms5191/gi/uc1.html
22. **Medinfo Gastrointestinal radiology - Crohn's Disease II**
    http://www.medinfo.ufl.edu/year2/bms5191/gi/uc2.html
23. **CHORUS - Collaborative Hypertext of Radiology - Ulcerative colitis**
    http://chorus.rad.mcw.edu/doc/00897.html
24. **The X-ray Files: Teaching Radiology on the Internet - Toxic megacolon**
    http://www.radiology.co.uk/xrayfile/xray/cases/7/7_001/a.htm
25. **Toxic Megacolon**
    http://155.37.5.42/eAtlas/GI/2067.htm
26. **CHORUS - Collaborative Hypertext of Radiology - Crohn disease extraintestinal manifestations**
    http://chorus.rad.mcw.edu/doc/00845.html
27. **MedicineNet.com Medical References - Ultrasound**
    http://www.medicinenet.com/Script/Main/Art.asp?li=MNI&d=176&f=332&ArticleKey=510
28. **the GASTROLAB Image Gallery - Crohn's disease in abdominal ultrasound**
    http://www.gastrolab.net/ng025.htm
29. **Crohn's & Colitis Foundation of America - Ultrasound**
    http://www.ccfa.org/medcentral/library/tests/ultrasnd.htm
30. **Crohn's & Colitis Foundation of America - Un update on diagnostic test**
    http://www.ccfa.org/weekly/previous/wkly0211.htm

31. **Sonographic diagnosis of anorectal inflammatory disease**
    http://www.csgen.it/MEDICINA/961UCP/961_p006.htm
32. **Percutaneous management of intra-abdominal sepsis Electr J Surg 1996; 1:18-24**
    http://www.galactica.it/ejs/0996/perc/percutan.htm
33. **Springer LINK - International Journal of Colorectal Disease**
    http://link.springer.de/link/service/journals/00384/bibs/6011005/60110222.htm
34. **MedicineNet.com Medical References** - CT Scan
    http://www.medicinenet.com/Script/Main/Art.asp?li=MNI&d=176&f=332&ArticleKey=315
35. **uhrad.com - Body Imaging Teaching Files** - CT scan
    http://www.uhrad.com/ctarc/ct200.htm
36. Haggett PJ, Moore NR, Shearman JD, Travis SP, Jewell DP, Mortensen NJ (1955) **Pelvic and perineal complications of Crohn's disease: assessment using magnetic resonance imaging.** Gut 36: 407-410
37. **The British Institute of Radiology**
    http://www.bir.org.uk/
38. **Curso de Postgrados – Controversia in Gastroenterologia** - Diagno-sis of perianal Crohn's disease
    http://www.postgrado.com/webs/pena14.htm
39. **Crohn's & Colitis Foundation of America** - Reading IBD with White Blood Cell Imaging
    http://www.ccfa.org/medcentral/library/tests/wkly0702.htm
40. **Boston University School of Medicine - Virtual Colonoscopy: A Practical Guide to Interpretation**
    http://www.bumc.bu.edu/www/busm/cme/modules/virtualcolonoscopy/virtualhome.htm
41. **3D Virtual Colonoscopy - Volume Visualization System**
    http://www.cs.sunysb.edu/~vislab/volvis_home.html
42. **Laboratory for Imaging Research and Informatics (IRIS)**
    http://clio.rad.sunysb.edu/micl/
43. **3D Virtual Colonoscopy - Sample Images**
    http://www.cs.sunysb.edu/~vislab/sample_images/colonoscopy/
44. **3D Virtual Colonoscopy - Animations**
    http://www.cs.sunysb.edu/~vislab/animations/colonoscopy/
45. **3D Virtual Colonoscopy**
    http://www.cs.sunysb.edu/~vislab/projects/colonoscopy/colonoscopy.html
46. **American Society for Gastrointestinal Endoscopy Technology status evaluation - Virtual Colonoscopy**
    http://www.asge.org/resources/manual/lge_virtual.html
47. **3D Ultrasound Resource**
    http://www.cs.uwa.edu.au/~bernard/us3d.html
48. **Cyber3D Ultrasound Society- Cyber Visus**
    http://www.3dsono.org/html/cybervisus/index.htm
49. **3D Ultrasound Systems**
    http://www.ifi.uio.no/~sverre/3dsys.html
50. **Three Dimensional Ultrasound Imaging Group**
    http://3dultrasound.ucsd.edu/

51. **Toshiba America Medical Systems**
    http://www.toshiba.com/tams/newtams/index.html
52. **Siemens Medical Engineering**
    http://www.med.siemens.com/
53. **ATL - Advanced Technology Laboratories**
    http://www.atl.com/
54. **Acuson - Medical ultrasound company**
    http://www.acuson.com/
55. **Aloka - Science & Umanity**
    http://www.aloka.co.jp/
56. **Cyber3D Ultrasound Society** - Download Section
    http://www.3dsono.org/html/download/download.htm
57. **3D Ultrasound Research - Research Group**
    http://www.cs.uwa.edu.au/~bernard/us3d/research.html
58. **Cyber3D Ultrasound Society**
    http://www.3dsono.org/
59. Hunerbein M, Schlag PM (1997) **Three-dimensional endosonography for staging of rectal cancer.** Ann Surg 225: 432-438
60. Ivanov KD, Diavoc CD (1997) **Three-dimensional endoluminal ultrasound: new staging technique in patients with rectal cancer.** Dis Colon Rectum 40:47-50
    http://www.acr.org/departments/appropriateness_criteria/GI2/html-files/gi2-7/gi2_7_txt.html
61. Mernagh J, Somers S (1999) **A new way to look at inflammatory bowel disease.** Canadian Medical Association Journal 161:1139
    http://www.mdm.ca/cmaj/vol-161/issue-9/1139.htm
62. **American College of Radiology**
    http://www.acr.org/
63. **OMED - Organization Mondiale d'Endoscopie Digestive**
    http://www.uni.net/omed
64. **American Society for Gastrointestinal Endoscopy**
    http://www.asge.org
65. **Duke University Medical Center - DICOM Standards Links**
    http://www.mcis.duke.edu/standards/DICOM/dicom.htm
66. **Duke University Medical Center - DICOM Standard Status**
    http://www2.ios.com/~dclunie/dicom-status/status.html
67. **Duke University Medical Center - The DICOM Standard**
    http://www.mrc-cbu.cam.ac.uk/personal/chris.rorden/dicom.htm

Indice di n@vigazione

SITI PER GASTROENTEROLOGI, SPECIALISTI IN FORMAZIONE E MEDICI DI BASE	46
SITI PER I PAZIENTI E I LORO FAMILIARI	49
ASSOCIAZIONI E ISTITUZIONI	52
RIVISTE ON-LINE	54

SITI PER GASTROENTEROLOGI, SPECIALISTI IN FORMAZIONE E MEDICI DI BASE

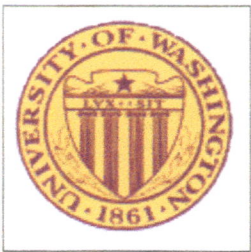

UW Radiology Main Online Teaching File
Questo sito, di interesse medico generale ma con una sezione dedicata alla gastroenterologia, contiene casi clinici corredati da iconografia radiologica utili per l'autoapprendimento.

http://www.rad.washington.edu/maintf/GICaseList.html

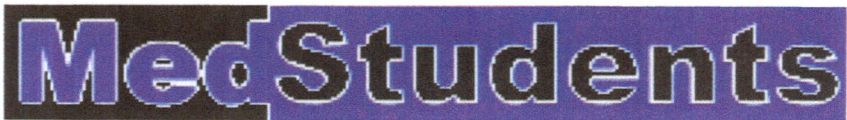

MedStudents
Sito di interesse medico generale, ma con molti casi gastroenterologici, dedicato soprattutto a studenti e specialisti in formazione: contiene casi clinici specificatamente studiati per loro e corredati da iconografia radiologica, video e file audiovisivi.

http://www.medstudents.com.br/english.htm

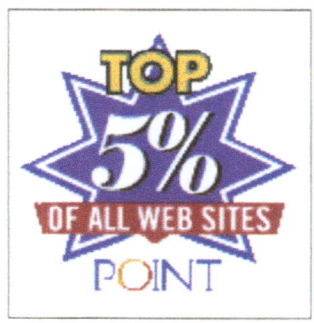

The "Virtual Medical Center" - Martindale's health science guide – 2000
Contiene numerosi link a siti di imaging in campo gastroenterologico (come ad esempio l'"Atlas of gastrointestinal endoscopy", videoclips di endoscopia, coloscopia virtuale, etc.) nonché alle principali riviste mediche di interesse specialistico e le principali linee guida per il trattamento di patologie epato-intestinali.

http://www-sci.lib.uci.edu/HSG/Medical1.html#Gast

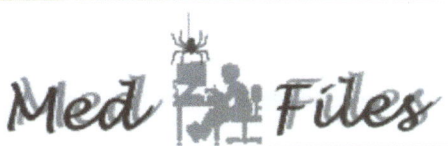

MedFiles
È un sito molto utile per l'autoapprendimento di medici e gastroenterologi: nei vari "teaching file" vengono illustrate in maniera esaustiva le problematiche cliniche e terapeutiche di molte patologie. Nell'ampia sezione dedicata alle patologie gastrointestinali si fa particolare riferimento alla clinica e al trattamento delle IBD.

http://www.geocities.com/HotSprings/2255/geeeye.html

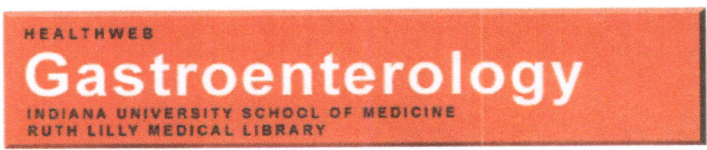

Health Web Gastroenterology
Sito dell'Indiana University School of Medicine; nella sezione dedicata alle IBD, si possono reperire informazioni sulla clinica e il trattamento delle malattie infiammatorie intestinali, immagini multimediali a scopo didattico, pubblicazioni elettroniche e gruppi di discussione dedicati sia al personale medico che ai pazienti.

http://www.medlib.iupui.edu/hw/gastro/

Diagnosis of Gastrointestinal Disorders

Gastrointestinal Disorders Computerized Diagnosis
Il sito è finalizzato a condurre un iter diagnostico on-line, nei settori della medicina generale, partendo dai sintomi e dai segni obiettivi del paziente, per arrivare alla diagnosi.

http://www.cmd.sci.fi/CMD/cmd_datagastro.html

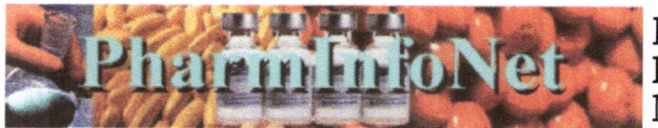

PharmInfoNet
Questo sito, di interesse principalmente farmacologico, contiene una sezione dedicata alle patologie del sistema gastroenterico, un indice diviso per organi e per patologie con illustrazioni, informazioni sui farmaci e link ad altri siti pertinenti.

http://pharminfo.com/disease/disdb_mnu.html

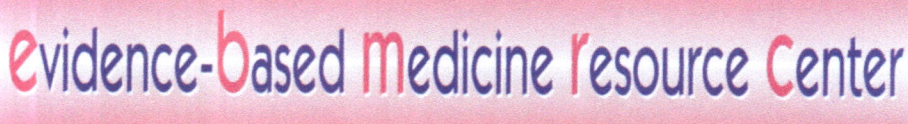

Evidence-Based Medicine Resource Center
Sito della New York Academy of Medicine Library che si propone di divulgare e insegnare i principi della Evidence-Based Medicine.

http://www.ebmny.org

CliniWeb International
Browse Search Help Feedback About
OHSU Home Page

Digestive System Diseases
Il sito comprende un'ampia gamma di patologie di interesse gastroenterologico, corredate da iconografia, di cui vengono presentati i criteri clinici, diagnostici e terapeutici. Per lo specialista vengono indicate le review da recuperare mediante medline.

http://www.ohsu.edu/cliniweb/C6/C6.html

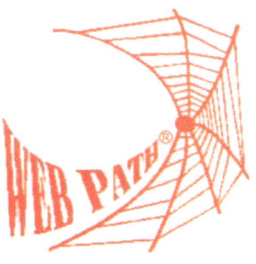

Gastrointestinal Pathology Index
Si tratta di uno dei siti con il materiale iconografico più ampio: sono contenute sezioni relative all'anatomia normale e patologica e all'istologia, con immagini di ottima definizione. Il giovane specialista in formazione ha a disposizione percorsi di autoapprendimento con casi clinici e domande per l'autovalutazione.

http://www-medlib.med.utah.edu/WebPath/webpath.html

Journal Club on the Web
... an interactive medical literature review

Journal Club on the Web
È un sito interattivo on-line, per internisti o specialisti, in cui vengono discussi e commentati articoli recenti, principalmente tratti da riviste di medicina interna come il New England Journal of Medicine.

http://www.journalclub.org

SITI PER I PAZIENTI E I LORO FAMILIARI

Crohn's Disease
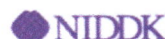
NIDDK — National Digestive Diseases Information Clearinghouse

National Digestive Diseases Information Clearinghouse-Crohn's Disease
In questo sito i pazienti, i loro familiari e gli amici trovano una descrizione semplice ma esaustiva degli aspetti clinici e terapeutici relativi alle malattie infiammatorie intestinali, con la possibilità di chat-line, mailing list e l'indicazione di gruppi di supporto.

http://www.healingwell.com:ibd/

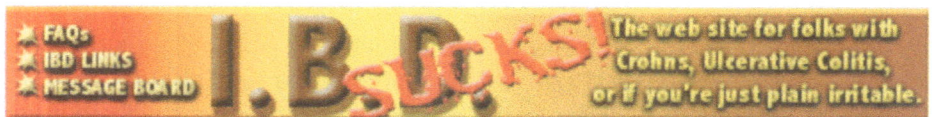

Welcome to the Crohn's Disease Ulcerative Colitis Inflammatory Bowel Disease Pages

Questo sito è stato ideato per le persone affette dalle malattie infiammatorie intestinali, per i loro parenti e amici, che sono alla ricerca di informazioni cliniche, di organizzazioni di riferimento o di gruppi di supporto. Sono possibili discussioni on-line e scambio di esperienze personali tramite mailing list. In aggiunta, sono raccolte le domande, con relativa risposta, più frequentemente poste dai pazienti sul morbo di Crohn e la colite ulcerosa.

http://qurlyjoe.bu.edu:80/cduchome.html

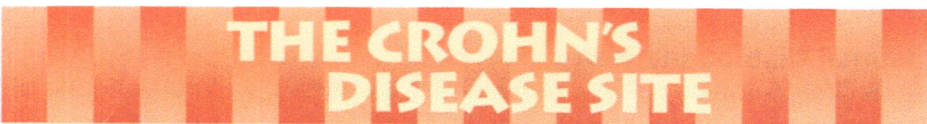

Welcome to the Crohn's Disease Site

Il sito è stato creato da una paziente affetta da morbo di Crohn, con l'intenzione di fornire ad altre persone, pazienti o loro parenti, informazioni utili da un punto di vista strettamente medico, mediante una raccolta dei principali dati clinici sulle malattie infiammatorie intestinali, ma anche psicologico, con discussioni on-line e mailing list. Il sito fornisce anche i link alle associazioni per il Crohn e la colite ulcerosa.

http://www.angelfire.com:80/ga/crohns/index.html

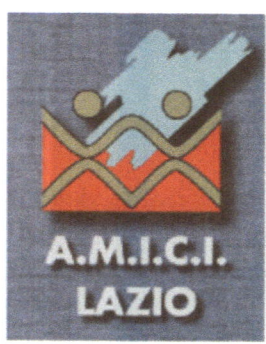

A.M.I.C.I.- Associazione Malattie Infiammatorie Croniche dell'Intestino

Questa associazione è stata costituita per le persone affette dalle malattie infiammatorie intestinali e per i loro parenti, che possono scaricare da Internet una descrizione completa della malattia di Crohn e della colite ulcerosa. La società organizza anche incontri, a livello nazionale, tra pazienti e medici specialisti, a scopo educativo e sociale.

http://www.sameint.it/ibdline/amiciweb/index.htm

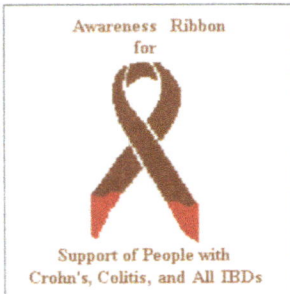

Awareness of Crohn's, Colitis, and all IBDs
Il sito ha come obiettivo il supporto delle persone affette dal morbo di Crohn o dalla colite ulcerosa; oltre a fornire dati schematici sulle due patologie e i link, permette la discussione in Rete e l'accesso a gruppi di supporto.

http://www.geocities.com/Hollywood/8007/crnibd.htm

Crohn's and Colitis Foundation of America (CCFA)
Il sito della fondazione americana per la malattia di Crohn e la colite ulcerosa costituisce un valido aiuto ai pazienti; racchiude infatti sezioni contenenti informazioni sulla clinica e soprattutto sulla terapia dell'IBD, con particolare riguardo alla dieta. Sono segnalati inoltre i link e le associazioni di gastroenterologia.

http://www.ccfa.org

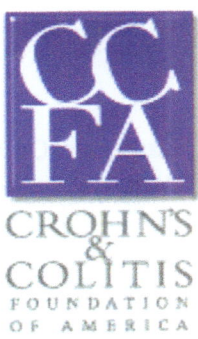

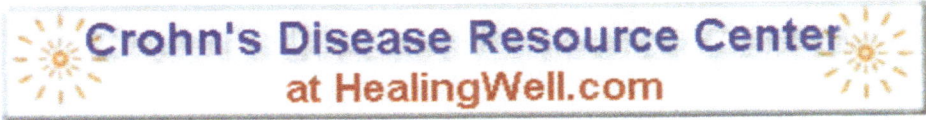

Crohn's Disease Community at HealingWell.com
Raccoglie informazioni cliniche, associazioni, organizzazioni e riviste e ha una sezione dedicata ai pazienti con una chat line e le risposte alle domande più ricorrenti sulle malattie infiammatorie intestinali.

http://www.insidetheweb.com/mbs.cgi/mb228237

ASSOCIAZIONI E ISTITUZIONI

American Society for Gastrointestinal Endoscopy
Questa società americana raggruppa circa 7.000 specialisti, in gastroenterologia e in altre discipline, che sono interessati soprattutto al perfezionamento delle tecniche endoscopiche nella diagnosi e nel trattamento delle patologie del tratto digerente. Il sito fornisce il calendario dei congressi di interesse specialistico. Per i pazienti c'è una sezione che illustra le modalità di esecuzione degli esami endoscopici.

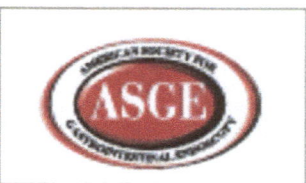

www.asge.org

American College of Gastroenterology
Il sito segnala ai medici specialisti le date dei congressi e dei corsi di formazione, riporta le linee guida per l'approccio clinico-terapeutico in ambito gastroenterologico, permette l'accesso alla rivista della società, l'American Journal of Gastroenterology, e ai forum per le discussioni in Rete. Per il paziente sono disponibili informazioni di carattere divulgativo specifiche per le IBD.

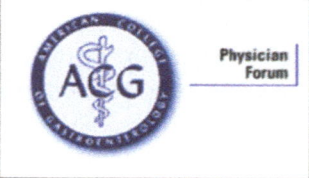

www.acg.gi.org

The American Gastroenterological Association

American Gastroenterological Association
Si tratta della più antica associazione americana specialistica senza fini di lucro. Il sito segnala le date dei simposi, dei meeting e dei corsi avanzati e fornisce, a pagamento, l'accesso alla rivista dell'associazione, Gastroenterology. Sempre per i gastroenterologi, sono da segnalare le linee guida e i corsi di perfezionamento in Rete. Per il paziente sono disponibili brochure e videotape.

www.gastro.org

British Society of Gastroenterology

Questo sito, che fa riferimento alla principale società di gastroenterologia britannica, propone ai medici dei programmi di training via Internet, segnala i calendari dei congressi di gastroenterologia, riporta le linee guida e segnala numerosi link di interesse specialistico.

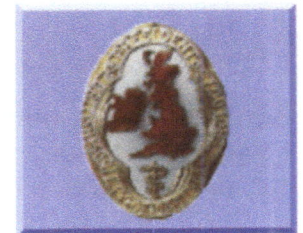

http://www.bsg.org.uk/

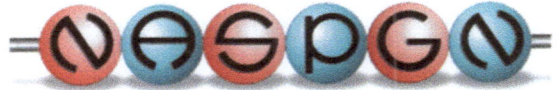

North American Society for Pediatric Gastroenterology and Nutrition

Si tratta della società più grande a livello mondiale che si occupa di gastroenterologia pediatrica e di nutrizione. All'interno del sito sono raccolte informazioni sulle date dei congressi e sulle principali associazioni che operano in ambito pediatrico, con una sezione dedicata alle novità. Per i pazienti vengono segnalati organizzazioni e gruppi di supporto familiare.

www.vtmednet.org/~naspgn

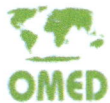
ORGANISATION MONDIALE D'ENDOSCOPIE DIGESTIVE
OMED world organization for digestive endoscopy

Organisation Mondiale d'Endoscopie Digestive (OMED)

Al sito dell'organizzazione mondiale di endoscopia digestiva afferiscono società di endoscopia che lavorano a livello nazionale o internazionale, come la Società Europea di Endoscopia Digestiva. Contiene materiale informativo per gli specialisti sulle novità tecnologiche in ambito endoscopico e materiale didattico basato su videotape e discussioni on-line.

http://www.omed.org/

RIVISTE ON-LINE

British Medical Journal
Il sito del giornale consente l'accesso agli articoli con testo integrale e segnala gli articoli del mese. Si possono scaricare anche articoli e abstract di numeri precedenti.

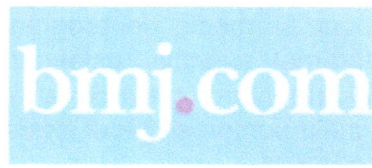

http://www.bmj.com

Annals of Internal Medicine
Now published on the first and third Tuesday of the month.

Annals of Internal Medicine
È la rivista di medicina interna dell'American College of Physicians, dedicata agli internisti. Gli abbonati possono scaricare in versione integrale, gli articoli del mese o di numeri precedenti. Nel sito sono contenute anche le istruzioni per gli autori.

http://www.acponline.org/journals/annals/

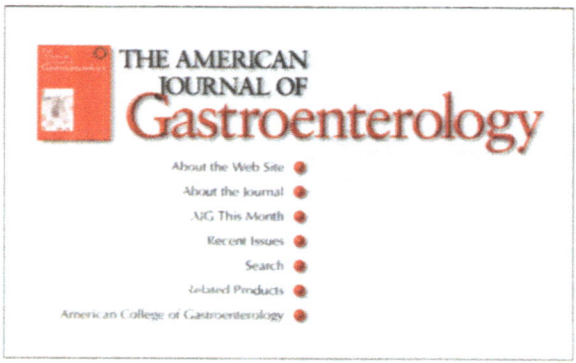

American Journal of Gastroenterology
È il sito della rivista dell'American College of Gastroenterology, uno dei principali giornali specialistici. L'accesso al testo completo è libero e la pagina principale fornisce un sommario con gli articoli del mese.

http://www-east.elsevier.com/ajg/

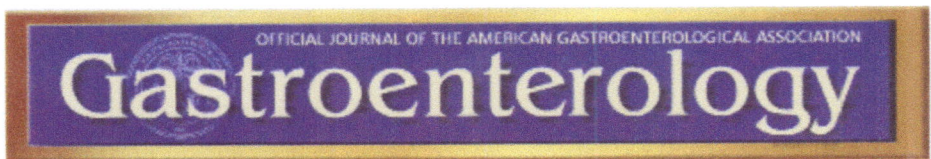

Gastroenterology
Si tratta della rivista dell'American Gastroenterological Association, che mette a disposizione in Rete il full text degli articoli del mese e dei numeri precedenti, per gli abbonati. Il sito offre un free trial della durata di tre mesi e permette di scaricare gratuitamente gli abstract.

http://www.gastrojournal.org/

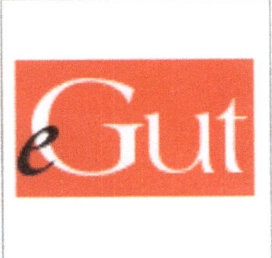

GUT
È una delle principali riviste in ambito gastroenterologico e offre review, articoli e l'accesso all'archivio, previa iscrizione a pagamento. Sul sito si trovano l'indice degli articoli del mese e tutti gli abstract.

http://gut.bmjjournals.com/

Multimedia text book
IBD - IBS Book Store
Questo sito permette di acquistare on-line libri inerenti agli aspetti clinici e terapeutici delle malattie infiammatorie intestinali, con particolare riferimento alla dieta, testi autobiografici di pazienti con IBD e pubblicazioni finalizzate al supporto di pazienti e familiari.

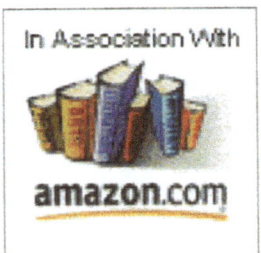

http://www.wellnessbooks.com/ibd/

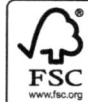

MIX
Papier aus verantwortungsvollen Quellen
Paper from responsible sources
FSC® C105338

If you have any concerns about our products,
you can contact us on
ProductSafety@springernature.com

In case Publisher is established outside the EU,
the EU authorized representative is:
**Springer Nature Customer Service Center GmbH
Europaplatz 3, 69115 Heidelberg, Germany**

Printed by Libri Plureos GmbH
in Hamburg, Germany